# 301健康科普丛书
# 支气管哮喘

主　编：胡　红　陈良安　李玉柱

副主编：磨国鑫　赵　微

编　者：（按姓氏笔画排序）

　　　　王　平　肖幸幸　张　曙

　　　　赵　鑫　韩国敬　檀红岩

军事医学科学出版社

**图书在版编目（ＣＩＰ）数据**

支气管哮喘 / 胡红，陈良安，李玉柱主编 . —北京：
军事医学科学出版社，2013.10
（301 健康科普丛书）
ISBN 978-7-5163-0362-7

Ⅰ . ①支… Ⅱ . ①胡… ②陈… ③李… Ⅲ . ①哮喘—
诊疗—问题解答 Ⅳ . ① R562.2-44

中国版本图书馆 CIP 数据核字 (2013) 第 254309 号

**策划编辑：**孙　宇　赵艳霞　　**责任编辑：**王彩霞　蔡美娇
**出 版 人：**孙　宇
**出　　版：**军事医学科学出版社
**地　　址：**北京市海淀区太平路 27 号
**邮　　编：**100850
**联系电话：发行部：**(010)66931049
　　　　　　**编辑部：**(010)66931053,66931104,66931039
**传　　真：**(010)63801284
**网　　址：**http://www.mmsp.cn
**印　　装：**中煤涿州制图印刷厂北京分厂
**发　　行：**新华书店

**开　　本：**710mm×1000mm　1/16
**印　　张：**9.5
**字　　数：**107 千字
**版　　次：**2014 年 1 月第 1 版
**印　　次：**2014 年 1 月第 1 次
**定　　价：**25.00 元

# 301 健康科普丛书

# 编委会

前言
preface

支气管哮喘（简称）是一种严重危害人类健康的常见呼吸系统疾病。近年，哮喘的发病率和死亡率呈逐年上升趋势，目前全世界有 3 亿哮喘患者，我国现有哮喘患者约 3000 万，我国成人哮喘总患病率为 1.24%，而儿童哮喘患病率 1.5% ~ 4.5%，但我国哮喘患者不足 6% 接受了规范化治疗。哮喘是一种非常顽固的慢性疾病，常常反复发作，许多哮喘患者因为得不到正确的治疗，病情反复，肺功能越来越差，甚至因为病情加重而死亡。儿童哮喘会影响他们的生长发育，造成误学；成年哮喘会影响他们工作，生活质量下降。哮喘给患者个人、家庭和社会带来沉重的负担。如果哮喘经过规范治疗，80% 的哮喘患者的病情可以得到完全控制或良好控制，可以和正常人一样尽情享受美好的生活。据流行病学分析，至 2025 年全世界哮喘患者将由目前的 3 亿上升到 4 亿，已成为世界性重大公共卫生问题。

为了使哮喘患者及家属对哮喘有正确的认识，了解哮喘的常识和预防手段，接受规范性治疗，301 医院呼吸科主任及医生们编制了这本《支气管哮喘》。本书力求用浅显易懂的语言，以问答的形式，图文并茂，推广普及哮喘健康知识，方便哮喘患者及家属查阅。本书共分五篇，分别介绍了认识哮喘、哮喘就医指导、哮喘的治疗、哮喘的饮食及日常保健。内容通俗易懂、具有趣味性和实用性，不仅回答了患者感兴趣的哮喘问题，还为哮喘患者带来了健康理念，通过掌握科学的衣食住行，使哮喘朋友及家人从该书中受益。本书是一本全面阐述哮喘病因、诊断与鉴别诊断、治疗及预防的家庭保健书及健康生活指南。各位编者在繁忙的工作之余，抽出大量时间查阅文献、讨论病例、撰写文稿，衷心感谢所有编者的辛勤劳动。

由于时间及经验有限，疏漏之处在所难免，望同道及读者提出宝贵意见。

编者

2014 年 1 月

目录
catalog

# 第二篇 哮喘就医指导　　27

## 第三篇 哮喘的治疗　61

# 第四篇 哮喘的饮食　　109

# 第五篇 哮喘日常保健　　119

301健康科普丛书——支气管哮喘

# 第一篇
## 认识哮喘

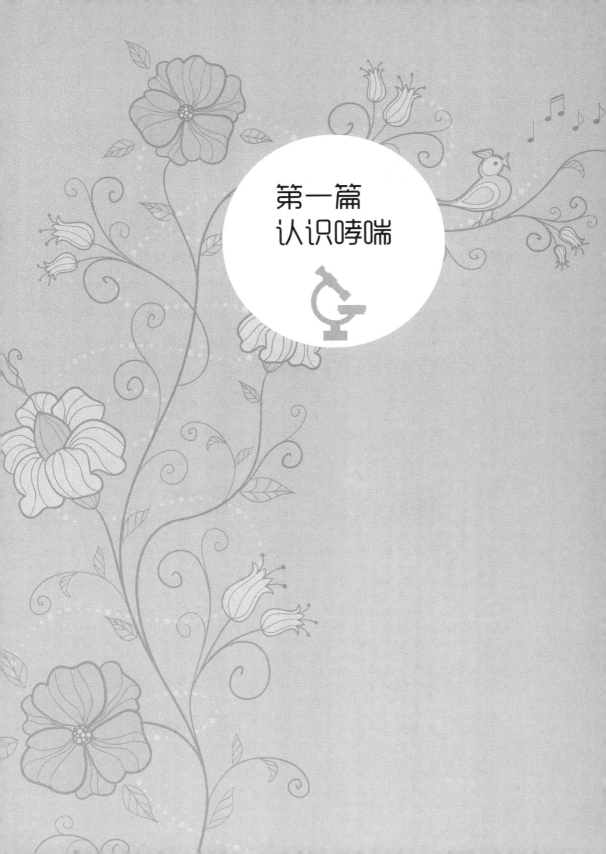

## 1. 什么是哮喘?

专家回复：支气管哮喘（简称：哮喘）是由多种细胞和细胞组分参与的气道慢性炎症性疾病，参与的细胞包括炎症细胞 ( 嗜酸性粒细胞、肥大细胞、T 淋巴细胞、中性粒细胞等 )、气道结构细胞 ( 气道平滑肌细胞和上皮细胞等 )，由于慢性炎症使哮喘患者的气道对各种过敏原呈高反应，当接触物理、化学及生物等刺激因素时，发生广泛的可逆性气道狭窄，致使气流受限，从而导致反复发作的喘息、咳嗽、气急、胸闷或咳嗽，常在夜间和 ( 或 ) 清晨发作或加剧，多数患者可自行缓解或经治疗后缓解。

哮喘是影响身心健康的重要疾病，如果治疗不及时、不规范，可能致命，而规范化治疗可使 80% 的哮喘患者得到非常好的控制。每年 5 月的第一个星期二为世界哮喘日，旨在提醒公众认识疾病，提高防治哮喘的水平。

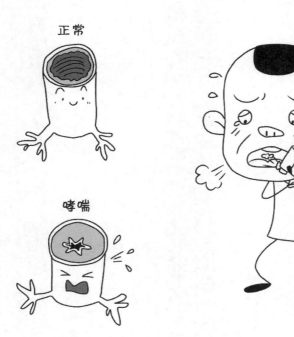

正常

哮喘

## 2. 全世界有多少人得哮喘?

专家回复：目前全世界有 3 亿哮喘患者，我国有近 3000 万哮喘患者。最新全国流行病学调查结果显示，我国哮喘的控制水平只有 45%。哮喘的发病率及患病率在世界范围内逐年增加，但增加的确切原因尚不明了。初步研究认为，可能与室内环境的改变和空气中吸入性变应原，尤其是室内尘螨和职业变应原等有关，气候改变也可能是原因之一。

## 3. 儿童哮喘的患病率是多少?

专家回复：2010 年对国内 43 个城市进行的第三次全国儿童哮喘流行病学调查结果显示，我国城市地区 0 ~ 14 岁儿童哮喘的总患病率为 3.01%。

在一些欧美等发达国家的儿童及青少年中，哮喘的患病率近 20 年内明显地升高。美国 1976 ~ 1980 年的第二次全国健康与营养状况调查（NHANES Ⅱ）结果显示，6 ~ 11 岁儿童，哮喘的患病率由 4.8% 上升

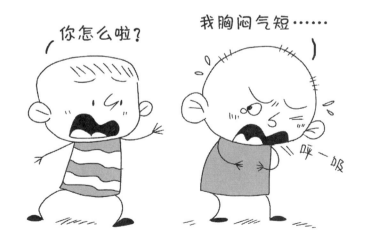

到 7.6%。一项有关儿童哮喘及过敏症的国际性研究（ISAAC）报告中显示，儿童哮喘的患病率在不同的人群中差异较大，0% ～ 30% 不等。该项研究通过问卷方式，对 56 个不同国家和地区 13 ～ l4 岁的儿童过去 12 个月内哮喘症状的患病率进行了调查，结果显示患病率最高的为英国，患病率超过了 30%，而患病率最低的是印度尼西亚，不到 3%。

### 4. 什么是变应原?

专家回复：变应原又称过敏原，是指能使一些人发生过敏性疾病的物质，它们易于通过皮肤和黏膜并与黏膜下层中的免疫细胞相接触。此外，过敏原易溶解在体液中，理化性质较稳定，具有异物性，免疫系统不能识别它们，经过识别后判定它们为异己物质，进而启动一系列的免疫反应，最后导致过敏性疾病。此外，还有一些小分子物质，它们本身并不会导致过敏性疾病，但当与人体内较大分子的蛋白质结合后将改变此种蛋白质的理化特性，使免疫系统将其判定为"异己"，进而与其发生免疫反应而导致过敏性疾病。

临床上十分常见的青霉素过敏，并非青霉素本身，而是它的降解产物青霉素噻唑和青霉素烯酸"惹"的祸，它们都是小分子物质，只有与体内蛋白质结合后才有可能导致过敏反应。哮喘常见的过敏原有尘螨、蟑螂、宠物、花粉和真菌等，这些都是吸入性过敏原，即过敏原可通过鼻和呼吸道进入体内，然后引起过敏性疾病。此外，还有摄入性过敏原，如牛奶、鸡蛋、花生等。

### 5. 哮喘与尘螨有关系吗?

专家回复：尘螨是导致哮喘的重要过敏原之一，几百项研究结果已经证实尘螨与哮喘发作有着密切的关系，因此近年来有学者提出了尘螨过敏性哮喘的诊断名称和概念。尘螨种类很多，与哮喘发病有关的尘螨主要是屋尘螨、粉尘螨、宇尘螨和多毛螨。屋尘螨主要以人体脱落的皮屑为食物，主要寄生于被褥、床单、枕头、沙发及地毯中，而粉尘螨以各种粮食粉尘为食物，在面粉厂和日常生活中较多见。

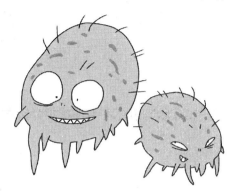

尘螨是导致哮喘的重要过敏原

## 6. 哮喘与环境有关系吗?

专家回复：哮喘发作与环境有密切关系：

（1）气候改变：当气温、温度、气压等改变时可诱发哮喘，故秋冬气候转变时较多发病。

（2）吸入物：吸入物分为特异性和非特异性两种。前者如尘螨、花粉、真菌、动物毛屑等；非特异性吸入物如硫酸、二氧化硫、氯氨、甲醛、甲酸等。职业性哮喘的特异性吸入物如甲苯二异氰酸酯、邻苯二甲酸酐、乙二胺、青霉素、蛋白酶、淀粉酶、蚕丝、动物皮屑或排泄物等。

（3）感染性哮喘的发生与反复呼吸道感染有关。哮喘患者体内，可存在细菌、病毒、支原体等的特异性免疫球蛋白 IgE，如果吸入相应的抗原则可激发哮喘，病毒感染后，可直接损害呼吸道上皮，致使呼吸道反应性增高。

## 7. 哮喘与季节有关系吗?

专家回复:哮喘发作与季节有关系,有资料表明,当日平均气温在21℃左右时,哮喘最容易发作。此气温正值季节交替,即春末夏初和夏末秋初时。季节不同,发病程度也不同,气温降低是哮喘的高发原因,幅度越大,哮喘的发患者数也会明显增加。气温骤变对人体是一种刺激因素,可以影响神经、内分泌及免疫功能,儿童对外界气温突变的适应能力较差,因此更容易发病。气压过低,对哮喘患儿也不利。低气压可使各种过敏原如花粉、尘螨、动物皮毛、细菌、灰尘与工业性刺激物不易向高处飘逸扩散,而易向低处散落而被吸入呼吸道。气压骤然降低可使支气管黏膜上的细小血管扩张,气管分泌物增加,支气管管腔变狭窄,气管痉挛从而激发哮喘。

## 8. 哮喘与肥胖有关系吗?

专家回复:近20年来,哮喘和肥胖症两者之间的关系引起了人们的关注。研究结果显示, 肥胖和超重增加哮喘发生的危险高,超重或肥胖患儿的哮喘发生率高于正常儿童,随着体重指数(BMI)增加,发生率也增加。也有研究表明肥胖加重哮喘,肥胖的哮喘患儿比非肥胖者哮喘症状重,需要急救的较多,抢救时间也较长。而且肥胖儿童易患难治性哮喘,患哮喘症的肥胖儿童从哮喘急性发作状态恢复到正常要比非肥胖者缓慢得多。另一方面,也有报道哮喘可以引起肥胖,原因可能是严重哮喘儿童需静脉或口服糖皮质激素来控制病情的发展,即使是短期治疗也可使患儿肥胖的危险性增加,而且哮喘儿童会不断经历呼吸困难的过程,为避免这种不愉快的感觉,一般不太喜欢参加体育活动而易于导致体重增加,但这种假说的支持证据尚少。总之,肥胖与哮喘的关联中尚存在诸多的未知机制，需要进一步地调查研究。

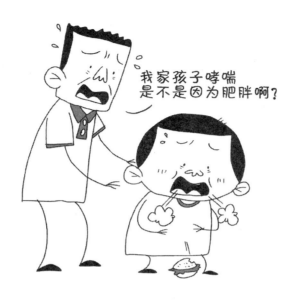

## 9. 哮喘和过敏性鼻炎有关系吗？

专家回复：过敏性哮喘和过敏性鼻炎听上去是两种不同疾病，其实有着密切的关系。流行病学调查结果显示，过敏性鼻炎患者中，30%合并有过敏性哮喘；75%的过敏性哮喘患者，合并有过敏性鼻炎。因此，世界卫生组织早已明确提出，过敏性哮喘与过敏性鼻炎属"一个呼吸道、一种疾病"的概念，并制定了哮喘和过敏性鼻炎同时综合治疗的相关规范。

## 10. 容易长湿疹的婴儿长大后容易得哮喘吗？

专家回复：婴儿湿疹称为"奶癣"，是婴儿时期常见的一种皮肤病，大多在婴儿 2~3 个月时起病，部分婴儿湿疹有自限性，到 1 岁半前后渐渐消退。婴儿湿疹与哮喘的关系密切，大多数过敏性哮喘患儿有"奶癣"病史。长奶癣宝宝和哮喘儿童多属过敏体质。瑞典研究人员发现，尽管宝宝的湿疹会随着时间的延长而有所改善，但他们很容易患哮喘和花粉病。

### 11. 哮喘和冷空气有关系吗？

专家回复：大多数哮喘患者对冷空气都敏感，其中冷空气过敏性哮喘是一种比较顽固的疾病，多在婴幼儿期发病，如果不治疗，可以伴随患者终身。另外，冷空气也可诱发加重咳嗽变异型哮喘，这是一种特殊类型的哮喘，患者无喘息及胸闷等症状，仅咳嗽（一般无明显诱因咳嗽2个月以上），夜间及凌晨常发作，气道反应性测定存在有高反应性，抗生素或镇咳、祛痰药治疗无效，而支气管解痉剂或糖皮质激素有效，但需排除引起咳嗽的其他疾病。

### 12. 哮喘和宠物有关系吗？

专家回复：哮喘和宠物可能有关系，一些人对猫毛和狗毛过敏，会导致过敏性哮喘的发生。猫源过敏原，主要由猫的皮脂腺和唾液腺分泌，在唾液、皮毛、泪腺及尿液中也能分离出来。过敏原主要集中在皮毛的根部，常黏附于一些较小的颗粒表面，飘浮在空气中，致敏性较强，与其他动物相比，常引起更为严重的哮喘和过敏性结膜炎症状。狗最主要的过敏原在灰尘中可存在很长时间，被吸入气道后可引起过敏性哮喘。

### 13. 对狗毛过敏，我该怎么办？

专家回复：原则上应避免与宠物狗接触，否则可能因对狗毛过敏而导致过敏性哮喘发生。正确的步骤是先到医院进行过敏原检查（一般为皮试检查或采血），如果对狗毛过敏但还想和宠物狗待在一起，就需要脱敏治疗（需要由医生决定是否有脱敏适应证），得坚持3年以上，慢

301健康科普丛书——支气管哮喘

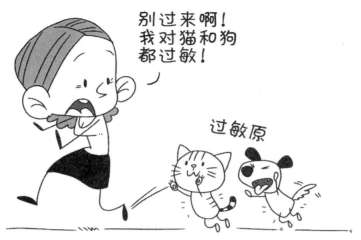

别过来啊！我对猫和狗都过敏！

过敏原

慢地对过敏原的反应可能会减轻。理论上变态反应是由于天生的体质造成的，基本上是不可以根治的，但若是坚持治疗，可降低对过敏原的反应性，以免造成严重的后果，如呼吸道过敏者长期不接受系统治疗，可能会发展为不可逆性支气管哮喘。

 14. 天气变化为什么会导致哮喘发作？

专家回复：

（1）气温的突然变化会刺激人的某些器官，从而影响神经、内分泌及免疫功能。对这种气温变化适应能力较差的患者，哮喘就容易复发。研究表明，一天的平均气温 21℃ 左右时，哮喘最容易发作，而这个温度多是季节交替的时候，即春末夏初（4 ~ 6 月）和夏末秋初（8 ~ 10 月）。

（2）哮喘类型不同，发作的季节也不同，如花粉性哮喘容易在春季和秋季发作，而混合型哮喘在秋冬季和夏季均可发作。

（3）从空气湿度方面来说，湿度过高可影响人体体表水分的蒸发，为促进水分排出，人体只能通过加快呼吸频率来代偿，结果加重气道的阻力，诱发哮喘。此外，湿度太高还会促进细菌的大量繁殖，尘螨滋生，导致哮喘发作。但空气湿度过低时，呼吸道黏膜就会干燥，气道上皮细胞损伤，上皮表面的纤毛运动障碍，气道的排痰排异功能减退，也会加重哮喘。

（4）气压对哮喘也有影响，气压过低，花粉、粉尘、细菌等物质不容易飘散，这样就很容易被人吸入呼吸道。此外，气压突然降低还会使支气管黏膜上的细小血管扩张，气管分泌物增加，支气管管腔变狭窄，易发生气管痉挛而诱发哮喘。

## 15. 哮喘和饮酒有关系吗？

专家回复：有些哮喘患者会对酒精过敏，这些人对微量的酒精如某些咳嗽药水中的酊醑剂，服后也可诱发哮喘。大部分对酒精不过敏的哮喘患者，在哮喘缓解期饮少量酒，可无大碍，但如果饮多了，由于酒精能刺激咽喉部，兴奋大脑皮层，扩张外周血管，这些都可诱发哮喘，所以还是不饮酒为宜。

## 16. 哮喘和精神因素有关系吗？

专家回复：精神因素对哮喘发病有着明显影响，大多发生在哮喘常年反复发作的患者身上，由于这些患者的呼吸道敏感性较高，神经系统也过于敏感，对外界刺激有高度的敏感性，稍有意外精神刺激极易诱发哮喘。如过度的紧张情绪可引起演员演出时或政治家讲演时的哮喘发作，学生在考试时哮喘发作，一些患者在极度悲伤、生气或高兴时也可诱发哮喘。有些患者在初感胸闷气急时，立刻放松静坐或缓慢轻轻地进行深呼吸，症状可得到一定的缓解。因此，哮喘患者应稳定自身的精神状态，避免情绪波动，增强自身对外界精神刺激的耐受性。

精神因素影响哮喘发作的机制目前尚未明确，有学者认为可能与大脑皮层思维活动作用于丘脑组织，改变了迷走神经兴奋性，从而使支气管平滑肌张力增高了。也有学者认为精神因素改变了机体内儿茶酚胺的含量。

## 17. 哮喘和吸烟有关系吗？

专家回复：吸烟诱发哮喘主要是由于烟中所含的焦油、尼古丁和氰氢酸等多种有害成分所致。尼古丁等可作用于植物神经，刺激迷走神经而引起支气管痉挛；焦油可引起支气管黏膜上皮增生和变异；氰氢酸可损害支气管黏膜上皮细胞及其纤毛，使支气管黏膜分泌黏液增多，气道阻力增加，肺的净化功能和纤毛活动减弱，反射性地引起支气管痉挛。所以吸烟可直接和间接地引起支气管痉挛，从而诱发哮喘。哮喘患者一定要戒烟，否则，不仅肺功能下降，而且一些治疗哮喘的药物如吸入糖皮质激素的疗效也会明显下降。

## 18. 婴幼儿哮喘的诊断依据是什么？

专家回复：（1）凡年龄 <3 岁, 哮喘反复发作者, 可按记分法进行诊断。记分方法为：①喘息反复发作 ≥ 3 次, 3 分；②肺部出现哮鸣音, 2 分；③喘息症状突然发作, 1 分；④有其他特异性病史, 如过敏性疾病、湿疹、荨麻疹等, 1 分；⑤一、二级亲属中有哮喘病史, 1 分。评分标准为：总分 ≥ 5 分者诊断婴幼儿哮喘；哮喘发作 2 次, 或总分 ≤ 4 分者初步诊断婴幼儿哮喘(喘息性支气管炎)。如肺部有哮鸣音者可做下列实验：予以沙丁胺醇气雾剂或其溶液雾化吸入后, 观察喘息或哮鸣音改变情况,

如减少明显者可加 2 分。如果婴幼儿有过敏性湿疹、过敏性鼻炎等过敏性体质，诊断哮喘的可能性更大。

（2）3 岁以上儿童哮喘的诊断依据为：①喘息反复发作 ( 或可追溯与某种变应原或刺激因素有关 )；②发作时双肺闻及呼气相为主的哮鸣音、呼气相延长；③平喘药治疗有效；④需要排除引起喘息、胸闷和咳嗽的其他疾病。

（3）疑似病例可选用沙丁胺醇气雾剂或溶液雾化吸入，观察 15 分钟，有明显疗效者有助于诊断。

（4）咳嗽变异性哮喘的诊断依据为：①咳嗽持续或反复发作 >1 个月，常伴有夜间或清晨发作性咳嗽、痰少、运动后加重；②临床无感染征象或经长期抗生素治疗后无效；③用支气管扩张剂可使咳嗽发作缓解，是诊断本症的基本条件；④有个人或家族过敏史，气道反应性测定、变应原检测等可作为辅助诊断。

 ## 19. 诱发哮喘的因素有哪些?

专家回复：

（1）吸烟：香烟烟雾（包括被动吸烟）是一种重要的哮喘促发因素。

（2）吸入物：如尘螨、花粉、真菌、动物毛屑、二氧化硫、氨气等。

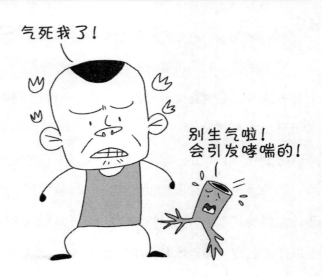

301 健康科普丛书——支气管哮喘

（3）食物：如鱼、虾、蟹、贝类、蛋类、牛奶、面粉等。

（4）感染：如细菌、病毒、原虫、寄生虫等。

（5）药物：如普萘洛尔（心得安）、阿司匹林等。

（6）消毒剂、防腐剂及杀虫剂：如84消毒液、福尔马林、敌敌畏等。

（7）化妆品等：如唇膏、脂粉、指甲油、擦脸油、香水、染发剂等。

（8）精神因素亦可诱发哮喘：许多患者受到精神刺激以后哮喘发作或加重。

（9）气候变化（冷空气及气压减低）、运动、妊娠都可能成为哮喘的激发因素。

## 20. 什么是气道舒张试验？适应人群是哪些？

专家回复：气道舒张试验是通过测定患者吸入支气管舒张剂前、后第一秒用力呼气容积（FEV1）的变化来判断气道阻塞的可逆性，是诊断哮喘的一种检查方法。有效的支气管舒张剂可使发作时的气道痉挛得到改善，肺功能指标好转，常用的药物是沙丁胺醇气雾剂、特布他林气雾剂。吸入支气管舒张剂之前测FEV1值，再在吸入支气管舒张剂之后再测一个FEV1值，并进行比较。气道舒张试验阳性的诊断标准是FEV1较用药前增加12%或以上（或FEV1改善率大于12%或以上），且其绝对值增加200毫升或以上。气道舒张试验阳性表示气道反应性增高，有助于诊断哮喘。一般适用于通气功能在正常预计值70%以下（FEV1 < 预计值的70%）需要确诊是否有哮喘的人群。

## 21. 什么是气道激发试验？适应人群是哪些？

专家回复：气道激发试验用于测定气道的反应性或评价气道对刺激物的敏感程度，可帮助诊断哮喘及评估哮喘的严重程度。常用的吸入激发剂为乙酰甲胆碱、组胺等。吸入激发剂之前测定第一秒用力呼气容积（FEV1）值，吸入激发剂后测一个 FEV1 值，前后进行比较。气道激发试验的阳性诊断标准是吸入激发剂后 FEV1 下降 ≥ 20%。一般适用于通气功能在正常预计值的 70% 以上者（或 FEV1 ≥ 预计值的 70%），患者喘息症状已缓解，无呼吸困难，肺部无哮鸣音且无其他禁忌证时，可以谨慎地试行气道激发试验。气道激发试验具有一定的危险性，检查时应具备急救器材和药品等。心功能不全、严重高血压、甲状腺功能亢进及妊娠妇女不宜进行气道激发试验检查。

## 22. 什么是气道高反应性？与哮喘有什么关系？

专家回复：气道高反应性是指哮喘患者的气道处于一种异常敏感的状态，表现为气道对各种刺激因子出现过强或过早的收缩反应，是哮喘发生发展的一个重要因素。目前学者认为气道炎症是气道高反应性的重要机制之一，当气道受到变应原或其他因素刺激后，多种炎症细胞、炎症介质和细胞因子的相互作用导致气道高反应性。气道高反应性具有家族倾向，受遗传影响，是支气管哮喘患者的重要病理生理特征，即支气管哮喘患者一定有气道高反应性，但气道高反应性者不一定都是支气管哮喘患者，如长期吸烟、接触臭氧、病毒性上呼吸道感染、慢性阻塞性肺疾病等也可导致气道高反应性。

## 23. 什么是过敏原检测？过敏原检测很重要吗？

专家回复：过敏原（或称变应原）检测是针对可诱发过敏反应的过敏原进行的检测，可评价哮喘患者的过敏状态，是预防及针对性治疗过敏反应的一种检查。过敏原检测很重要，因为哮喘患者大多由于接触某些过敏原而导致哮喘发作，因此明确过敏原，然后尽量避免接触，或针对过敏原进行特异性免疫治疗对防止哮喘发作十分有用。检查过敏原应从三个方面着手：

（1）病史：要仔细了解患者的起病情况、发病季节、室内外环境、饮食习惯、有无饲养宠物、职业接触史，家族遗传史。

（2）体内变应原皮试：是常用的检查过敏原的方法，将常见的变应原作皮肤点刺试验。

（3）体外血清特异性 IgE 测定：通过抽血的方法，利用放射变应原吸附法和酶联免疫测定法检测患者血清中特异性 IgE。

## 24. 什么是咳嗽变异性哮喘？久咳不愈容易发展成哮喘吗？

专家回复：咳嗽变异性哮喘是慢性咳嗽最常见的病因之一，以慢性咳嗽为主要症状，以夜间和（或）清晨咳嗽发作加剧为特点，并具有与哮喘类似的病理生理特征，包括气道高反应、气道嗜酸性粒细胞炎症和气道重塑等。很多患者在起病最初阶段仅以咳嗽为主要临床表现。临床诊断要点是：①反复持续咳嗽常超过 8 周，多在夜间和（或）清晨发作性咳嗽；②以咳嗽为唯一或主要症状，无胸闷、喘息症状；③气道反应性增高或气道可逆性改变；④临床上无感染征象，予较长时间抗生素治疗无效，但用抗哮喘药物诊断性治疗效果明显；⑤排除其他引起慢性咳嗽的疾病。所以可疑咳嗽变异性哮喘的患者，肺功能测定是确诊的必需客观指标。咳嗽久治不愈或反复咳嗽发作者，应该到呼吸专病或专科医院就诊，及时诊断或排除哮喘，进行治疗。患者久咳不愈易发展成哮喘，统计结果表明，至少 30% 的成人咳嗽变异型哮喘患者会发展为典型哮喘患者，因此咳嗽变异型哮喘常被认为可能是哮喘的前期表现。

## 25. 什么是过敏性哮喘?

专家回复：过敏性哮喘是哮喘的最常见类型，占儿童哮喘患者的 80％、成人哮喘患者的 50％。它也称外源性哮喘，患者大多有过敏性体质或家族过敏史，体内存在特异性 IgE 抗体，当患者接触外界的过敏原，可引起气道炎症，使气道产生较高的反应，导致喘息、气促、胸闷和（或）咳嗽等哮喘症状发生。其特点是大多在幼年时开始发病，有较明显的家族及个人过敏史，起病年龄愈小，过敏史愈严重，伴有婴儿湿疹及过敏性鼻炎者也相应愈多，并有较强的季节发病性。

## 26. 什么是运动性哮喘? 我跑步后会憋喘，是哮喘吗?

专家回复：运动性哮喘是指剧烈运动后诱发哮喘或使原有哮喘病情加剧，医学上称为运动性哮喘。其特点：①患者一般在运动 5 ～ 10 分钟后和停止运动 1 ～ 10 分钟后出现哮喘典型症状，如胸闷、气短、呼吸困难等；②有自限性，发作后只需安静休息一段时间即可慢慢恢复正常；③一般血清 IgE 抗体无升高。许多肺功能损伤明显的哮喘患者在运动以后都可以引起哮喘发作，这是广义上的运动性哮喘或称运动诱发哮喘。

哮喘是一种反复发作的，以喘息、呼吸困难、胸闷为主要表现的下呼吸道疾病，属于小气道疾病。而喘只是一种表现，是由于气道发生痉挛或气道内分泌物滞留造成气道狭窄，气体进出狭窄气道时产生的一种高调声音。喘是哮喘特有的表现，但出现"喘"的现象并不意味患上了哮喘，最好到医院检查以排除运动性哮喘。

### 27. 什么是妊娠期哮喘?

专家回复：下述三种情况均称为妊娠期哮喘：①妊娠合并哮喘，青少年时期患有哮喘，青春期后已缓解的基础上合并妊娠；②或妊娠前是未缓解的哮喘患者，在妊娠后哮喘加重；③或妊娠后才出现哮喘者。妊娠期哮喘发作导致的低氧血症以及治疗哮喘的药物均可能影响孕妇和胎儿。

临床资料显示，约有 1/3 的哮喘患者在妊娠期间病情会加重，多发生在妊娠第 24 ~ 36 周，另有 1/3 哮喘患者在妊娠期间病情会好转，还有 1/3 哮喘患者病情无明显变化。大多数哮喘产妇的病情在产后 3 个月后可恢复至妊娠前水平。

### 28. 孕妇哮喘发作对胎儿有什么影响?

专家回复：无论哮喘对妊娠的影响有或无、大与小，对于胎儿却都是不利的，因为哮喘发作时肺通气功能必然下降，导致身体缺氧。体内缺氧会导致胎儿低氧血症，使胎儿宫内发育迟缓，流产、早产儿、过期产、低体重儿、高胆红素血症、新生儿畸形的发生率将会增加，甚至造成胎儿死亡。

### 29. 什么是药源性哮喘?

专家回复：支气管哮喘患者应用某些药物可诱发哮喘发作或使哮喘

病情加重，无哮喘病史的患者亦可因某些药物而引起哮喘发作，均统称为药源性哮喘。

目前临床最常见的能引起哮喘发作的药物如下：

（1）解热止痛药：如阿司匹林引起的哮喘，多发生于鼻息肉、过敏性鼻炎及鼻窦炎的患者，通常于服药后 0.5 ~ 4 小时发作。它比一般性哮喘发展迅速，症状严重而持续，也称阿司匹林哮喘。消炎痛诱发的哮喘，可出现在用药后 15 分钟，用药者也可当夜突然从睡眠中憋醒，常因呼吸困难而无法平卧。同样，扑热息痛、芬必得、保泰松、甲灭酸、萘普生、双氯灭痛和炎痛喜康等也不容被忽视，它们均会与体内前列腺素发生反应而导致哮喘。

（2）抗心律失常药：$\beta_2$ 受体阻滞剂，如心得安、心得舒、心得平等，可使支气管平滑肌收缩，随之呼吸道阻力增加，诱发哮喘甚至加重哮喘病情。含有心得安或噻吗心安的滴眼液也可诱发哮喘。所以，哮喘患者或患有喘息型支气管炎等疾病者，应禁用这些药物。

（3）降血压药：如利血平、胍乙啶等，也可导致哮喘发作或使哮喘恶化。

（4）利尿药：如速尿、利尿酸、安体舒通、双氢克尿噻等，长期应用可使痰液黏稠度增加，导致排痰障碍，故哮喘患者应慎用。另外，治疗尿崩症的鼻吸入剂尿崩停，过敏体质的人吸入后 4 ~ 6 小时也可能发生哮喘。

（5）抗胆碱酯酶药：如新斯的明、吡斯的明，皆可激发和加重哮喘。

（6）抗生素、激素与生物制剂：如青霉素、磺胺、呋喃类药、链霉素、氢化可的松、促肾上腺皮质激素、菌苗、疫苗、抗血清、抗毒素及酶制剂等，均属于抗原或半抗原。此类药物进入人体后，即与相应的抗体结合，促使肥大细胞或嗜碱性细胞脱颗粒，并释放组胺或慢性反应物质等，造成支气管平滑肌强烈而持久地收缩，导致哮喘发生。

### 30. 什么是月经性哮喘？

专家回复：月经性哮喘是指哮喘的发作与月经周期有关，患者的哮喘症状常在月经前期或月经期加重，一般发生于育龄妇女，月经来潮前 5 ~ 7 天有明显的哮喘发作倾向，月经前 2 ~ 3 天哮喘发生率达到高峰，称为"月经前哮喘"，月经来潮后症状逐渐减轻。有的哮喘则在月经期间发作，称为"月经期哮喘"。月经性哮喘往往发生于以往有哮喘病史的患者，研究结果显示，30% ~ 40% 的哮喘妇女在月经前或月经期哮喘症状加重或恶化。症状的加重程度因人而异，轻者仅有胸闷，严重者则需住院治疗。月经来潮时保持心情舒畅和情绪稳定，避免恐惧、担忧和烦躁，可在一定程度上减少其发作的几率。

### 31. 什么是职业性哮喘？

专家回复：职业性哮喘，即某些哮喘患者的哮喘发作和加剧与其职业有关，患病率占哮喘总人数的 2% ~ 15%，某些职业人群的患病率可达 5% ~ 40%，如铀冶炼工人、酶洗涤剂制造业工人、谷物粉尘作业工人等。其特点为：①在工作环境中有机会接触引发哮喘的变应原，如食物、动物、羽毛、药物等；②既往多无哮喘史，开始一项新工作，或改变新的工种，或工作中接触了一种原先没有接触的新材料后不久引起哮喘发作；③在首次结束接触变应原和哮喘发作之间有一个长短不等的潜伏期；④在同一环境中工作的其他人也可有类似的发作；⑤哮喘发作与解除工作环境密切相关，即接触工作环境后哮喘发作，脱离工作环境后哮喘减轻或不发作，再次接触工作环境后哮喘再次发作。

## 32. 老年哮喘有哪些表现？

专家回复：老年哮喘即患者发病年龄大于 60 岁的哮喘。往往没有典型的症状，患者在活动时容易气短，长时间的咳嗽、胸闷以及气短等现象多见，但是很少出现典型的发作性喘息。听诊胸部，哮鸣音不一定非常清晰，很难和心血管疾病以及其他肺部疾病区分。很多患者在很长一段时间内表现为慢性支气管炎，在 1 次急性加重期以后才有喘息以及气短的症状出现。其主要特点包括：①临床主要表现为咳嗽、咳痰、气短伴喘息；②肺功能损害经常比想象的严重；③非常容易被误诊为其他疾病，如心源性哮喘及慢性支气管炎等；④往往与多种疾病并发，如慢性阻塞性肺疾病、胃食管反流、高血压、冠心病、糖尿病、心功能不全及脑动脉硬化等，很大程度上加重了疾病的危险程度，使治疗变得非常困难；⑤老年患者对气流阻塞程度的自我评价非常迟钝，所以造成就诊与治疗延迟，错过了最好的治疗机会。

## 33. 什么是阿司匹林哮喘？

专家回复：一些患者服用阿司匹林等解热镇痛药数分钟或数小时后可诱发剧烈的哮喘，称为阿司匹林性哮喘，该类患者常具有哮喘、鼻息肉（或过敏性鼻炎、鼻窦炎）和阿司匹林不耐受三个特征。本病的发生和过敏关系不大，而是患者对这些药物不耐受所致。原来有过敏性鼻炎

301健康科普丛书——支气管哮喘

或哮喘的患者，可以发生阿司匹林哮喘，没有哮喘的人也可发生，症状往往急骤而严重，鼻痒、打喷嚏、流清涕可同时发作，患者很快出现剧烈喘息、大汗淋漓、发绀窒息；有些患者在哮喘发作的同时还出现荨麻疹、血管性水肿、过敏性休克等，如果抢救不及时很可能死亡。

## 34. 什么是心因性哮喘?

专家回复：心因性哮喘，又称功能性哮喘或癔症性哮喘。发作时，患者常不停地过度换气，并伴有恐慌、焦虑、躁动不安、悲观和失望等情绪改变，同时还伴有多汗、头晕、眼花、食欲减退、手颤、胸闷、气短、心悸等植物神经功能障碍的表现，但无哮鸣音和发绀等。其发病机制可能与精神因素影响大脑皮层而使气道反应性增高有关。

## 35. 心理因素会影响哮喘吗?

专家回复：目前认为哮喘也是一种心身疾病，虽然单独的心理因素不会引起哮喘发病，但它对部分患者哮喘的发生、发展、治疗和预防均可产生比较重要的影响；另一方面，哮喘本身也可导致患者产生心理障碍。有时两者互为因果，甚至形成"疾病发作—负性情绪—再发作"的恶性循环。因此，心理因素与哮喘的关系不可被忽视。诱发或加重哮喘的心理障碍以愤怒、恐惧、抑郁和焦虑等多见，患者保持情绪稳定和心情舒畅，可减少哮喘的发作次数。

## 36. 哮喘会遗传吗?

专家回复：哮喘有明显的家族性，许多调查资料表明，哮喘患者亲属发病率高于群体发病率，并且亲缘关系越近，发病率越高；在一个家庭中，患者数越多，其亲属发病率越高；患者病情越严重，其亲属发病率也越高。如父母一方有哮喘的儿童，患哮喘的概率比其他儿童高2～5倍。父母双方均患有哮喘的儿童，患哮喘的概率是其他儿童的10倍。但并非所有具有遗传因素者都会发生哮喘。遗传因素只是他们具有哮喘的体质，是哮喘发病的内因，但只有与环境因素相互作用，才会导致哮喘发生。

### 37. 哮喘会传染吗?

专家回复：哮喘是一种呼吸道的慢性炎症性疾病，其中，"慢性"说明它是长期存在的，"炎症"说明呼吸道存在发炎引起的肿胀和黏液增多，呼吸道的这种炎症程度越重，空气吸入和呼出肺部就越困难。这里所指的炎症是一种"变态反应性炎症"，是由于机体的免疫反应而造成组织损伤，而不是细菌感染引发的、需要抗生素治疗的炎症，哮喘不是传染病，是不会传染的。

### 38. 长期咳嗽，我怀疑自己是哮喘，接下来怎么办?

专家回复：可按照以下6个步骤排查：

（1）确认有无典型哮喘症状：接触冷空气、花粉等过敏原后是否出现喘息、气短，而且反复发作，发作后可自行缓解，并到医院请医生听听肺部有无哮鸣音。

（2）做肺功能检查，如气道舒张试验或气道激发试验，排查咳嗽变异型哮喘。如结果为阳性，则考虑为哮喘或咳嗽变异型哮喘。

（3）到医院检查一下有无过敏原，如皮肤过敏原试验或抽血查特异性IgE。

（4）拍 X 线鼻窦片，看是否患有慢性鼻炎、鼻窦炎。据统计，1/3以上的慢性咳嗽患者是因鼻炎、鼻窦炎引发的咳嗽，鼻炎控制后，咳嗽自然会缓解。拍 X 线胸片，排查肺癌、肺结核、支气管扩张等疾病。

（5）诱导痰细胞学检查，看是否为嗜酸细胞性支气管炎。如果嗜酸细胞数量多，但气道激发试验检查呈阴性，则可能为嗜酸细胞性支气管炎，使用吸入性激素可缓解症状。

（6）pH 电极的 24 小时监测，排查胃食管反流。由于食管紧挨气管，反流的酸性物质通过神经反射会影响气管引起咳嗽。如果有食道反流情况，监测时 pH 值就会小于 4，若此时正好跟患者咳嗽的时间吻合，就可考虑诊断为胃食道反流性咳嗽。

经过以上六步检查，长期咳嗽的元凶基本都能确定，在此基础上对症治疗，就能缓解，甚至消除咳嗽症状。

 **39. 哪些生活习惯对哮喘患者有帮助？**

专家回复：

（1）合理安排生活起居：保证充足的睡眠，做到劳逸结合。根据季节穿着衣服，避免穿着蚕丝材质的衣服和羽绒服，注意保暖，避免受凉感冒以及冷空气刺激诱发哮喘。

（2）饮食合理，加强营养：避免食用易引起哮喘或对以下食物过敏，如鱼类、虾、蟹、贝类等海产品以及腰果、核桃等坚果类和含添加剂的食品等，饮食以清淡、易消化、高蛋白、富含维生素 A、维生素 C 及高钙食物为主，加强营养。

（3）室内环境：要定期打扫浴室、厨房、地下室，清除霉变物品和杂物，保持室内清洁，消除尘螨和蟑螂。室内特别是卧室不要使用地毯；保持室内干燥，通风换气，尽量不用加湿器，使室内保持湿度在25%～50%。

（4）尽可能不养宠物：猫和狗的唾液中含有大量过敏原，一些鸟类的羽毛、排泄物也是哮喘发作的重要过敏原。因此家里尽可能不要养猫、狗、鸟等宠物。

（5）避免化学气味：避免使用气味刺激的化妆品、蚊香及接触敌敌畏等杀虫剂。

（6）戒烟、限酒或戒酒：纸烟燃烧时可产生一氧化氮、一氧化碳、尼古丁等有害气体，会引起或加重哮喘；饮酒同样能诱发哮喘发作和加重，对酒精过敏者要戒酒。

（7）选择适合自己的运动：尽量避免进行剧烈紧张的运动，可选择较轻微的运动项目进行锻炼。根据自己的实际情况、身体状况选择散步、慢跑、游泳、爬山、广播操、太极拳等运动，因人而异，循序渐进，持之以恒。

（8）防花粉致敏：在花粉多的季节，或当空气中花粉含量高时（早5～10点）应关门关窗，有风时，应避免户外活动。若必须外出，注意戴口罩，回家后要洗脸、洗手或洗澡，除去头发和身上的致敏原，尽量避免户外晾衣服。

（9）避免肥胖：肥胖是哮喘发生的高危因素。当体质指数在25以上时，患哮喘的概率比正常者约增加50%，如果体质指数继续攀升，患哮喘的风险也跟着上升。

（10）哮喘健康教育：定期去医院听取医生的意见，并通过听讲座、查阅书籍等了解和掌握一些哮喘的相关知识。

（11）在家里比较醒目的地方贴一个便条，以提醒自己使用哮喘长效控制药；随身携带快速缓解药物，以确保紧急需要时，能够很容易找到它。

## 40. 哮喘可以预防吗?

专家回复：对于哮喘患者来讲，做好生活预防，可有效减少哮喘的发作。

（1）避开过敏原：常见的过敏原有风媒花粉（构树、蓖麻、蒿草等）、霉菌孢子、屋尘、螨、某些生产性粉尘（如棉尘、蚕蛾的粉尘、山药粉，某些洗涤剂及某些化工厂的刺激气体、药品）、毛绒制品（羊毛内衣、鸭绒背心、动物毛皮衣物以及由腈纶、涤纶等化学纤维为原料制作的衣服和丝棉、羽绒衣被）等，尽量避而远之。

（2）坚持适度的体育锻炼：不要由于担心受凉、感冒后可能诱发哮喘发作而对体育锻炼有所顾虑。其实，体育锻炼对本病患者大有好处，患者可以根据自己的体质情况适当选择运动方式。例如：从夏天起坚持冷水洗脸，提高耐寒能力；每天坚持慢跑，或打太极拳；练气功等。

（3）加强呼吸调整：可以通过经常唱歌和做呼吸操，锻炼用腹式呼吸，以增大肺活量，减轻肺部压力。

（4）保持室内的空气流通：哮喘多在夜间发作，因此，哮喘患者的卧室既要保持一定的温度和湿度，又要保持空气流通。

（5）注重饮食调养：多吃高蛋白食物，如瘦肉、肝、蛋、家禽、大豆及豆制品等，增加热量，提高抗病力；多吃含有维生素 A、C 及钙质的食物，可以润肺、防感冒、增强器官抗过敏能力。

（6）忌烟忌酒或少酒、忌过咸食物，避免其刺激，诱发哮喘。同时少吃容易引起胀气的食物，以避免因胀气使胸腔受压而加重呼吸困难的症状。

（7）怡情悦性，避免情志刺激：负面情绪是哮喘的原发诱因，可影响哮喘发作的次数和病情。冷静对待自己的疾病，正确对待生活中的挫折和不愉快以免加重病情。

（8）避免劳累：适当休息及睡眠，不要剧烈运动，不要过于劳累，以免造成抵抗力低下，而成为哮喘发作的诱因。

# 第二篇
# 哮喘就医指导

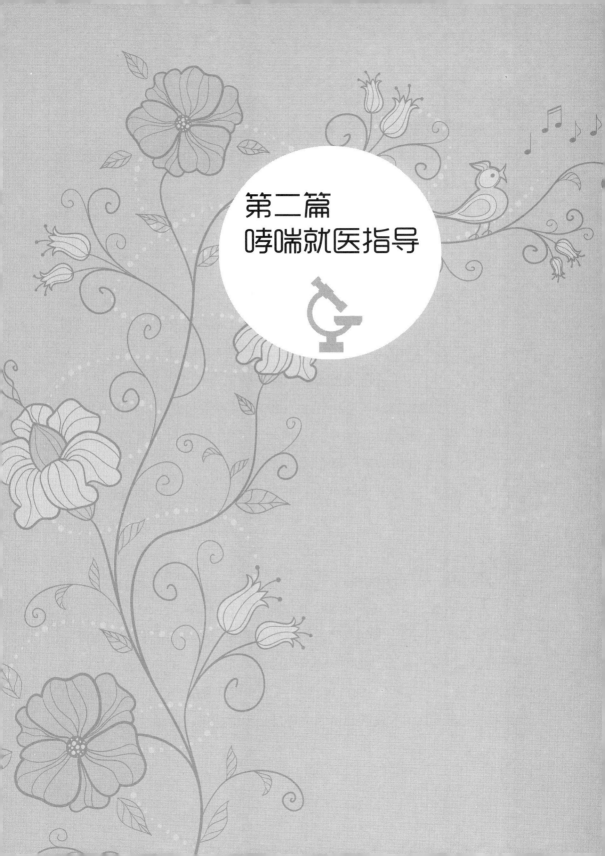

## 1. 哮喘有哪些症状？

专家回复：哮喘主要症状为反复发作的喘息，出气费劲、气短或呼吸困难、胸闷、咳嗽等，可伴鼻痒、打喷嚏、流泪，甚至呼吸时可以听到像吹哨子的声音（哮鸣音），常在夜间和（或）清晨发作及加剧，多数患者可自行或治疗后缓解。

## 2. 哮喘和年龄及性别有关系吗？

专家回复：哮喘可以发生在任何年龄，成人男女的患病率大致相仿。近年来，哮喘的患病率，尤其儿童哮喘患病率处于上升趋势，1990年全国 0～14 岁儿童哮喘患病率的调查结果为 0.91%，2000 年已上升为 1.5%，这个数字意味着我国存在 1000 多万哮喘病患儿。儿童患者中，男性多于女性，但成人患者中，女性多于男性。婴幼儿具有较高的患病率，超过 12 岁后患病率显著降低，而到了中老年阶段，患病率呈现明显的上升趋势，病情严重程度也会升高。目前，我国成人哮喘总患病率为 1.24%，而儿童哮喘患病率为 1.5%~4.5%。

## 3. 婴幼儿哮喘有哪些表现？

专家回复：婴幼儿往往表达能力较差或无表达能力，许多前兆症状只能靠父母亲观察，婴幼儿哮喘的主要症状有咳嗽、喘息、呼吸短促或呼吸困难、喉部闻及"咝咝"的哮鸣声或"拉风箱"的声音，也可表现为张口呼吸。伴随的症状有打喷嚏、流泪和夜间觉醒，也可有喂奶困难、吸奶时喘鸣或哭闹。发病的诱因主要是呼吸道感染、接触过敏原等。

### 4. 儿童哮喘有哪些表现?

专家回复:儿童哮喘的主要特征是突然发作的喘息,患儿可出现高调喘鸣声,不用听诊器或相隔一定距离都能听到。许多患儿可伴有咳嗽,一般病初为干咳,发作消退时咳出白色黏液样痰,严重发作时可烦躁不安、发绀、面色苍白、出冷汗等。

### 5. 老年哮喘有哪些表现?

专家回复:老年哮喘的病史较长,多在活动的时候气促,长时间的咳嗽、咳痰、胸闷以及气短等现象非常多见,典型的发作性喘息少见。患者的并发症相对较多,同时存在非常明显的肺功能减退。因老年哮喘病情重、病程长,所以老人应及时到医院就诊。

### 6. 哮喘是怎么发生的?

专家回复:呼吸对于多数人来说,就像每天吃饭、睡觉一样自然,自然得几乎感觉不到,但是呼吸对于哮喘患者来说,就是一种折磨。人的呼吸靠气管、支气管、肺共同完成,通畅的气管、支气管是保证呼吸正常的通道,而肺是气体进出场所。当气管、支气管这些管道受到过敏原刺激时,就会发生痉挛、水肿,同时分泌大量的黏液,使气管管腔缩小、变窄,吸入肺里的气体不能顺畅地呼出来,人就会觉得憋闷、上不来气、咳嗽、喘息,甚至窒息,导致哮喘发生。

### 7. PM2.5和哮喘有关系吗?

专家回复:PM,英文全称为 particulate matter(颗粒物),大气中

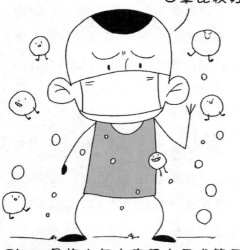

天气不好
我还是戴上
口罩比较好

PM2.5是指大气中直径小于或等于
2.5微米的颗粒物

的固体或液体颗粒状物质。PM2.5是指大气中直径小于或等于2.5微米的颗粒物，也称为可入肺颗粒物。它的直径还不到人的头发丝的1/20，可以由自然环境产生（风扬尘土、火山灰、漂浮的花粉、真菌孢子、细菌等），大部分是人为造成的，如石化燃料（煤、汽油、柴油）燃烧、生物燃烧、垃圾焚烧、二氧化硫、氮氧化物、氨气、挥发性有机物以及建筑施工扬尘、工业粉尘、厨房烟气等。人体吸入PM2.5后不易被鼻黏膜阻挡，会直接进入支气管及肺泡，造成肺泡损伤和炎症，从而引发哮喘。所以PM2.5和哮喘密切相关，会直接诱发或加重哮喘，因此在PM2.5较高的雾霾天气，哮喘患者外出时要佩戴口罩或避免外出，还要注意关闭门窗，以免污染室内空气。

### 8. 哮喘患者为什么会喘息和胸闷呢？

专家回复：哮喘患者常见的表现就是喘息和胸闷，产生的主要原因是气道狭窄。炎症使气管管壁黏膜水肿、充血以及分泌大量分泌物，造成管腔狭窄，急性发作时支气管平滑肌收缩使管腔狭窄更严重，狭窄的气管影响吸气时气体进入肺内，呼气时气体呼出，使得氧气和二氧化碳交换障碍，所以患者会喘息和胸闷。

## 9. 为什么哮喘容易复发?

专家回复：引起哮喘的根源主要是支气管中长期存在"非特异性炎症"，而这种炎症并非由细菌或病毒感染引起，而是变态反应性炎症或叫过敏性炎症。目前，积极有效地控制哮喘需要长期规律地吸入激素。患者在治疗过程中往往只注意症状的变化，症状一缓解便主动停止治疗，很容易使持续存在的非特异性炎症失去控制，从而导致病情反复发作，严重者则需要住院治疗。另外，哮喘急性发作时，大部分患者仅会通过服用激素和氨茶碱暂时控制气喘，而症状缓解后并未持续地接受正规治疗；还有一些患者对吸入性激素莫须有地恐惧，擅自停药；部分患者还会乱用口服激素药，虽然见效快，但由于是全身用药，长期大量服用后易导致血糖升高、骨质疏松等，危害性更大。这些不规范的治疗最终导致很多患者肺功能受损，哮喘反复发作。

## 10. 哮喘在夜间发作的原因是什么?

专家回复：哮喘在夜间发作的原因是：①夜间迷走神经兴奋，支气管黏液腺受到刺激后分泌增多，迫使支气管平滑肌收缩而痉挛，导致哮喘发作；②睡眠时体温较白天活动时下降（降幅可达1℃），而体温下降0.7℃即可引起支气管收缩，诱发哮喘；③夜间体内肾上腺皮质激素分泌减少，抗过敏能力明显下降，从而导致哮喘在夜间发作。对策：提高睡眠环境的温度，规律吸入激素治疗，睡前服用治疗哮喘的药物，如孟鲁司特钠、茶碱缓释片等抗哮喘药，此外，采用侧卧位睡姿，白天减少接触过敏原等，可减少夜间哮喘发作的几率。

## 11. 小儿哮喘会自己好吗?

专家回复:导致小儿哮喘的原因很多,除了过敏性因素之外,还有一些非过敏性因素,如炎症、感冒等。一些非过敏体质的哮喘患儿,部分会随着年龄增大,免疫力增强后症状消除,哮喘"不治而愈",然而由过敏体质引起的哮喘患儿在不接受规范治疗的情况下是无法自愈的。

## 12. 什么是哮鸣音?

专家回复:广泛而明显的哮鸣音是诊断支气管哮喘和喘息型慢性支气管炎的重要体征之一。"哮鸣音"也叫干啰音,它的出现主要是由于肺内广泛的细支气管痉挛,气流通过狭窄的细支气管管腔时产生的一种病理性呼吸音,呼气时最明显。特点是音调高,声音像金属丝震颤样或吹哨样,持续时间久,呼气时明显而吸气时基本消失。这种病理性的呼吸音在其他疾病引起的通气阻塞时也可以出现,如支气管异物、支气管内膜结核,患者也常出现哮鸣音,但这种哮鸣音一般多局限于肺的一侧或仅在有阻塞的某一部位,很少两侧广泛性存在。而心源性哮喘患者发作期也可以出现哮鸣音,但这种哮鸣音无论在吸气或呼气时都存在,并且呼气时间的延长远不如支气管哮喘患者那样明显。

## 13. 为什么医生要为哮喘患者听诊?

专家回复:广泛而明显的哮鸣音是诊断支气管哮喘的重要体征之一,细小的哮鸣音只能通过听诊获取,哮喘患者发作时在双肺可闻及散在或弥漫性以呼气相为主的哮鸣音,呼气相延长,症状严重时不用听诊器,在患者身旁就可以听到类似哮鸣音的声音。

## 14. 为什么医生要问你"是否有过敏史"？

专家回复：大多数哮喘患者属于过敏体质，本身可能伴有过敏性鼻炎和过敏性皮炎，或者对常见的经空气传播的变应原（螨虫、花粉、宠物、霉菌等）、某些食物（坚果、牛奶、花生、海鲜类等）、药物过敏。询问过敏史有助于哮喘的诊断、治疗及预防。

## 15. 为什么医生要问你是否有哮喘家族史？

专家回复：哮喘跟遗传有一定的关系，有家族聚集发病现象，这是哮喘的内在发病因素，有哮喘遗传基因的患者不一定发病，但是受外界刺激后，如物理性、化学性、过敏性甚至感染性因素刺激后，会发生慢性炎症，导致气道敏感性增加，很容易变成真正的哮喘患者。

## 16. 得了哮喘会出现哪些症状？

专家回复：患者会出现发作性咳嗽、胸闷及呼吸困难，且发作常有一定的诱发因素，不少患者的发作有明显的规律，每天凌晨 2 ~ 6 时发作或加重，并且好发于春季及秋季或冬天，部分女性在月经前或月经期间发作或加重。

上述喘息、呼吸困难、胸闷等症状，一部分患者不治疗即可自行缓解，有些患者应用支气管扩张剂、激素等药物后可以缓解。有些患者常以发作性咳嗽为唯一的症状，有过敏性鼻炎或有家族过敏史的患者，需要及时就诊，到医院进行检查，以确定是否患有支气管哮喘。

专家回复:

（1）反复发作喘息、气急、胸闷或咳嗽，多与接触变应原、冷空气、物理、化学性刺激以及病毒性上呼吸道感染、运动等有关。

（2）发作时在双肺可闻及散在或弥漫性以呼气相为主的哮鸣音，呼气相延长。

（3）上述症状和体征经治疗可缓解或自行缓解。

（4）除外其他疾病所引起的喘息、气急、胸闷和咳嗽。

（5）临床表现不典型者（如无明显喘息或体征），应至少具备以下 1 项肺功能试验阳性：①气道激发试验或运动激发试验阳性；②气道舒张试验阳性，第一秒用力呼气量增加 ≥ 12% 且绝对值的增加 ≥ 200 毫升；③呼气流量峰值（呼气峰流速值）日内（或 2 周）变异率 ≥ 20 %。符合 1～4 条或 4、5 条者，可以诊断为哮喘。

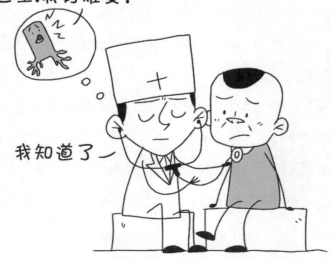

## 18. 诊断哮喘都需要做哪些检查?

专家回复:

(1) 血嗜酸性粒细胞计数:大多数过敏性鼻炎及哮喘患者血中嗜酸性粒细胞计数升高。痰液中也可有嗜酸细胞增多以及库斯曼氏螺旋体和夏科氏结晶。

(2) 血常规:红细胞、血红蛋白、白细胞总数及中性粒细胞一般均正常。

(3) 肺功能检查:一般包括肺容量、肺通气量、弥散功能、流速容量图和呼吸力学测验,对估计哮喘的严重程度及判断疗效有重要意义。

(4) 血气分析:哮喘发作时,如有缺氧,可有氧分压降低,轻度和中度哮喘时,由于过度通气,可有二氧化碳分压下降, pH 值上升,表示呼吸性碱中毒。如有二氧化碳潴留,二氧化碳分压上升,则出现呼吸性酸中毒。适用于喘息比较重的患者。

(5) 胸部 X 线检查:缓解期大多正常,发作期多数患者可呈单纯过度充气或伴有肺门血管阴影增加;合并感染时,可出现肺部浸润;有其他并发症时可有不同的征象。

## 19. 得了哮喘需要经常拍胸片吗?

专家回复:一般不需要经常拍胸片,未明确诊断前需要拍胸片排除其他疾病;如果合并咳痰、发热等症状时需要拍胸片以查看有无合并肺部感染。

## 20. 哮喘是如何分级的?

专家回复:

(1) 第一次看医生而且没有接受治疗的患者:主要根据临床症

状及肺功能检查结果判断分级，共分 4 级，级别越重病情越重，主要用于治疗前或初始治疗时哮喘严重程度的判断（表 2-1）。

（2）哮喘在治疗期间严重程度的分级：是指当患者已经被诊断为哮喘且已开始治疗期间，判断方法根据在过去 4 周内白天及夜间等症状、每周治疗用缓解药物的次数以及有无哮喘急性发作进行综合判断。控制水平的分级方法更容易被医生掌握，有助于指导患者的治疗，控制水平分级（表 2-2）。

表 2-1　治疗前或初始治疗时哮喘的严重程度的分级

| 分级 | 临床特点 |
| --- | --- |
| 间歇状态<br>（第 1 级） | 症状 < 每周 1 次<br>短暂出现<br>夜间哮喘症状 ≤ 每月 2 次<br>$FEV_1$ 占预计值 (%) ≥ 80% 或 PEF ≥ 80% 个人最佳值，PEF 或 $FEV_1$ 变异率 <20% |
| 轻度持续<br>（第 2 级） | 症状 ≥ 每周 1 次，但 < 每日 1 次<br>可能影响活动和睡眠<br>夜间哮喘症状 > 每月 2 次，但 < 每周 1 次<br>FEV1 占预计值 (%) ≥ 80% 或 PEF ≥ 80% 个人最佳值，PEF 或 $FEV_1$ 变异率 20%~30% |
| 中度持续<br>（第 3 级） | 每日有症状<br>影响活动和睡眠<br>夜间哮喘症状 ≥ 每周 1 次<br>$FEV_1$ 占预计值 (%)60%~70% 或 PEF60%~79% 个人最佳值，PEF 或 FEV1 变异率 ≥ 30% |
| 高度持续<br>（第 4 级） | 每日有症状<br>频繁出现<br>经常出现夜间哮喘症状<br>体力活动受限 $FEV_1$ 占预计值 (%)<60% 或 PEF<60% 个人最佳值，PEF 或 FEV1 变异率 <30% |

表 2-2　控制水平的分级

| | 完全控制<br>（满足以下所有条件） | 部分控制（在任何 1 周内）<br>出现以下 1~2 项特征） | 未控制（在任何 1 周内） |
|---|---|---|---|
| 白天症状 | 无（或 ≤ 2 次 / 周） | >2 次 / 周 | – |
| 活动受限 | 无 | 有 | – |
| 夜间症状 / 憋醒 | 无 | 有 | 出现 ≥ 3 项部分控制特征 |
| 需要使用缓解药的次数 | 无（或 ≤ 2 次 / 周） | >2 次 / 周 | – |
| 肺功能（PEF 或 FEV₁） | 正常或 ≥正常预计值<br>/ 本人最佳值的 80% | <正常预计值（或本人<br>最佳值）的 80% | – |
| 急性发作 | 无 | ≥每年 1 次 | 在任何 1 周内出现 1 次 |

## 21. 什么是哮喘急性发作？

专家回复：哮喘急性发作是指喘息、气短、咳嗽、胸闷等症状突然发生，或原有症状急剧加重，常有呼吸困难，以呼气流量降低为特征，常因接触变应原、刺激物或呼吸道感染诱发。其程度轻重不一，病情加重可在数小时或数天偶尔可在数分钟内出现，可危及生命，故这些患者应马上到医院看病，以便给予患者及时有效的紧急治疗，严重哮喘急性发作的患者需要到医院急诊科就诊。

## 22. 什么是哮喘慢性持续期？

专家回复：慢性持续期是指每周均不同频度和（或）不同程度地出现症状，如喘息、气急、胸闷、咳嗽等。目前我国哮喘患者不足 6% 接受了规范化治疗，所以在门诊看病的大部分患者为慢性持续期哮喘患者，他们急需接受规范的治疗。

## 23. 什么是哮喘临床缓解期?

专家回复:临床缓解期是指经过治疗或未经治疗,患者的症状、体征消失,肺功能恢复到急性发作前水平或肺功能恢复到第一秒用力呼气量或呼气峰流速值≥80%预计值,而且维持3个月以上。

## 24. 什么是哮喘持续状态?

专家回复:哮喘持续状态是指哮喘重度发作,一般平喘药物治疗无效,哮喘急性发作持续24小时或以上者。这种情况约占哮喘患者人数的10%。患者常在夜间和(或)清晨发作或加剧,主要表现为严重的呼吸困难、张口呼吸、口唇发绀、大汗淋漓、面色苍白、四肢冰冷、焦虑不安、意识障碍,甚至昏迷、全身衰竭、严重脱水、酸中毒,两肺布满哮鸣音,脉搏快速,呼吸次数增快,常大于30次/分钟。动脉血气分析结果显示体内缺氧和二氧化碳增高,重者可休克甚至死亡,因此这些患者需要马上急诊抢救。引起哮喘持续状态的常见原因有吸入过敏原、急性呼吸道感染、情绪紧张、突然停用激素治疗等。

## 25. 哮喘发作前兆有哪些?

专家回复:患者哮喘发作前可能会出现鼻痒、打喷嚏、流鼻涕、流眼泪、咳嗽、咽痒、夜间易醒、胸闷、气短、咳嗽等情况,往往持续数分钟后发生喘息,并可能逐渐加重。因此,了解哮喘发作前兆并及时防治,可以很好地控制哮喘的发作。

## 26. 哮喘发作与恢复有关吗?

专家回复:胃食管反流与夜间哮喘发作关系密切而且易导致哮喘难以控制。哮喘患者胃食管反流症状的发生率为45% ~ 60%。胃食管反流是指胃、十二指肠内容物逆流进入食管内引起烧心、反酸、上腹部烧灼痛等的临床综合征。

人在清醒时,反流机会少;然而在夜间睡眠时,人处于平卧位,食管下段括约肌松弛,胃内容物易逆流入食管、至咽喉部及会厌后易被误吸入气管内。只要有少量酸性物进入气管、支气管,就会使患者咳嗽、气喘而憋醒,支气管平滑肌受刺激会痉挛而导

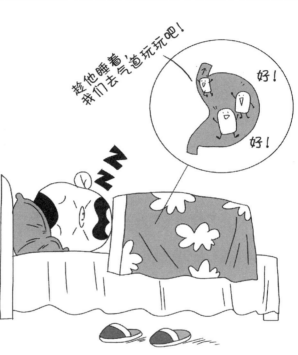

致哮喘发生。研究人员发现,哮喘患者中胃烧灼感的发生率为77%,反酸发生率为55%。

## 27. 什么是难治性哮喘?

专家回复:5% ~ 10% 的哮喘患者经规范化治疗后,症状仍难以被控制,属于难治性哮喘。这些患者的病情迁延,持续时间较长,死亡风

险高。形成难治性哮喘的危险因素很复杂，包括患者的治疗依从性差、胃食管反流、合并过敏性鼻炎或慢性鼻窦炎、致喘因子持续存在、肺部感染性疾病、精神压力大、吸烟等。

## 28. 哪些情况易导致哮喘患者死亡？

专家回复：

（1）曾经有过气管插管和机械通气的濒于致死性的哮喘病史。

（2）在过去1年中因为哮喘而住院或看急诊。

（3）正在使用或最近刚刚停用口服激素。

（4）目前未使用吸入激素。

（5）过分依赖速效 $\beta_2-$ 受体激动剂，特别是每月使用 $\beta_2-$ 受体激动剂沙丁胺醇（万托林）超过1支的患者。

（6）有心理疾病或社会心理问题，包括使用镇静剂。

（7）有对哮喘治疗计划不依从的历史。

## 29. 哮喘患者为什么要做肺功能检查？

专家回复：仅仅依靠患者的症状如咳嗽、咳痰、喘息和呼吸困难等对哮喘和严重度作出主观评价是不够准确的，这也容易导致误诊并延误治疗。而用肺功能的客观指标来监测哮喘，就如同用血压计监测高血压患者的血压、血糖仪监测糖尿病患者的血糖一样，非常有必要，而且哮喘患者应定期复查肺功能，以及时了解病情的发展、用药的疗效并预测疾病发作及评估哮喘得到控制的程度等。

哮喘肺功能检查主要包括：第一秒用力呼气量（FEV1）、最大呼气流速（PEF），气道舒张试验和气道激发试验阳性对哮喘的确诊有很大帮助。以下情况应做肺功能检测：①因咳嗽、咳痰、喘息和呼吸困难来医院就诊，医生考虑哮喘或排除其他疾病时，肺功能检查可为医生提供重要的依据；②患者的哮喘急性发作被治疗一段时间后，已经没有任何哮喘症状，观察病情是否已经真正缓解；③在哮喘治疗过程中，通过肺功能检测预测哮喘是否快要发作了；④按医生制定的治疗方案完成疗程时，根据肺功能情况可了解能否减少用药量（如吸入激素等）。

## 30. 为什么哮喘要查过敏原？

专家回复：患者多数是由于接触过敏原（也叫变应原）后导致哮喘发作，也就是说哮喘病复发了。过敏原检测试验有助于查明导致哮喘的病因，可通过变应原皮试或血清特异性 IgE 测定证实哮喘患者的变态反应状态，了解哮喘发生和加重的危险因素，指导患者避免接触过敏原，也可帮助患者确定是否可以接受特异性免疫治疗（也称脱敏治疗）。

## 31. 过敏原检测的有哪些项目？

专家回复：分为体内试验和体外试验两类。体内试验主要是通过皮肤试验（点刺、划痕或皮内注射），观察注射变应原后局部有无速发型变态反应（多表现为丘疹和红晕）发生。体外试验比体内试验安全，包括可检测常见的吸入性过敏原（花粉、螨虫、动物皮毛、霉菌等）、常见食物性过敏原（牛奶、鸡蛋、海鲜、坚果等）和与哮喘相关的特异性 IgE 水平等（哮喘患者特异性 IgE 水平较正常人高）。

## 32. 为什么哮喘患者还要查有无过敏性鼻炎？

专家回复：过敏性鼻炎和支气管哮喘均为气道慢性炎症性疾病，两者的表现及发病部位虽然不同，但是病因、发病机制、病理学改变等极其相似，治疗方法具有高度相似性。过敏性鼻炎发作常为支气管哮喘发作的先兆，且哮喘如合并过敏性鼻炎，积极治疗鼻炎等上呼吸道疾病有助于哮喘的控制，所以哮喘患者需要查是否有过敏性鼻炎。

## 33. 哮喘患者为什么需要定期复查和看医生?

专家回复：长期、规范、个体化是哮喘治疗的原则，贯穿于哮喘治疗的整个疗程。定期复查有利于了解患者当前的疾病状态，确定患者处于哮喘的哪个阶段，是急性发作期? 临床缓解期? 还是慢性持续期? 对于治疗方案的调整是有意义的。定期看医生，即使感觉良好，也要至少每3～6个月与医生讨论一次您的哮喘控制状况，和医生共同商讨治疗方案，只有认识到这些原则的意义，才能很好地与医师配合，达到哮喘的控制，使哮喘患者不再受咳嗽、胸闷、憋气的困扰，像正常人一样工作、学习和享受生活。

## 34. 哮喘会恶化吗?

专家回复：当过敏性哮喘患者接触过敏原时或其他致喘因子持续存在，哮喘病就可能发作或恶化。此外，突然停用激素、剧烈运动、呼吸道感染、情绪过分紧张等也可使哮喘恶化。当然，不坚持哮喘药物治疗更会导致哮喘恶化。

哮喘控制不良日积月累，可以引起气管重塑的出现，导致呼吸道永久的损害，严重影响患者肺功能及以后的正常生活，所以控制好哮喘炎症是最为重要的，这就是需要避开过敏原，保持良好的情绪，减少呼吸道感染，坚持每天使用控制哮喘炎症的药物以遏制哮喘恶化，尽享美好生活。

## 35. 想要哮喘得到良好地控制，患者需要做什么?

专家回复:

（1）定期进行肺功能检查和哮喘评估，并将结果拿给医生看，以确保哮喘得到良好的控制。

（2）请医生看一下您使用吸入器的方法是否正确。

（3）和医生讨论您的哮喘诱发因素和怎样远离这些因素。

（4）在家里比较醒目的地方贴一个便条，以提醒自己使用长效控制药物。

（5）随身携带快速缓解药物，以确保紧急需要时，能够很容易找到它。

（6）在出现哮喘症状加重或者控制不良时，及时去看医生。

（7）最好能够有固定的专科医生为您诊疗，这样医生对您病情的了解和制定的治疗方案会更有连续性。

## 36. 哮喘良好控制的标准是什么?

专家回复:符合以下6条者为哮喘的良好控制。

（1）哮喘患者没有白天症状或白天症状≤2次／周。

（2）没有日常活动受限，包括运动的受限。

（3）没有夜间症状和因哮喘憋醒。

（4）没有速效缓解用药（沙丁胺醇吸入剂）的需求或缓解用药的需求≤2次／周。

（5）肺功能正常或接近正常。

（6）没有哮喘急性加重。

### 37. 怎样评估哮喘控制情况？

专家回复：如何判断哮喘是否已经得到良好控制呢？患者可经常自问以下问题：在过去的一个月中：是否有因为哮喘症状（包括咳嗽）而出现睡眠困难的情况？是否有因哮喘而影响日常活动如家务、工作、上学的情况？是否在白天出现哮喘的症状，比如咳嗽、喘息、胸闷或者气短？如果以上问题任何一个回答是，则患者的哮喘可能没有得到良好控制。患者如果有以下表现，也表明哮喘没有得到良好控制，因咳嗽、喘息、胸闷气短使夜间憋醒；由于喘息等症状而缺勤或旷课；呼吸困难或气短需要越来越多的缓解药物治疗或缓解药物不再起作用；使用缓解药物越来越频繁，不到 4 小时就要使用一次；感到不能维持一般活动或运动的水平。如果出现上述的症状，患者应该去医院看医生，遵照医生的医嘱接受治疗，使哮喘重新得到控制。

怎样评估哮喘是否控制良好？下面几项很重要：

（1）记录患者日记很重要：记下您的症状及发作时间、地点和您当时正在做什么，可以帮助医生准确制定和调整您的用药计划。

（2）定期进行肺功能检查。

（3）坚持每天监测您的峰流速值。

（4）坚持每月填写一次哮喘控制测试问卷（ACT）并进行评估。

### 38. 什么是哮喘控制测试 (ACT)？

专家回复：哮喘控制测试表 (asthma control test，ACT）是由美国卫生科学中心的临床教授 Nathan 设计的问卷，用于哮喘患者病情控制程度评估工具，ACT 被确认为是监测和评估哮喘病情的有效工具，目前在国际上获得许多医疗机构认可。ACT 表分为 5 部分：评估哮喘症状、急救药使用情况、日常功能、患者自评。ACT 有 5 个问题，每一项问题均采用 5 分法评估，每个问题由轻到重分 5 个级别，1 分最重，5 分最轻，总分 25 分。要求患者回忆过去 4 周的情况并回答 5 个问题，ACT 所选择的这 5 项内容是：①过去 4 周内哮喘对生活和工作的影响；②过去 4 周内有多少次呼吸困难；③过去 4 周内有几次因哮喘而夜间憋醒；④过去 4 周内急救药物的使用次数；⑤过去 4 周患者对哮喘控制的自我评估。

填写方法：第一步，请将每个问题的得分写在左侧的框中。请尽可能如实回答，这将有助于与医生讨论您的哮喘。第二步，把每一题的分数相加得出总分。第三步，寻找总分的含义（表 2-3）。

判断方法：① 25 分，哮喘完全控制；② 20 ~ 24 分，哮喘部分控制；③ <20 分，哮喘未得到控制。

### 表 2-3  哮喘控制测试 (ACT) 表

**问题 1**

在过去 4 周内，在工作、学习或家中，有多少时候哮喘妨碍您进行日常活动？

| | |
|---|---|
| 所有时间 | 1 分 |
| 大多数时间 | 2 分 |
| 有些时候 | 3 分 |
| 很少时候 | 4 分 |
| 没有 | 5 分 |
| 得分 | |

**问题 2**

在过去 4 周内，您有多少次呼吸困难？

| | |
|---|---|
| 每天不止 1 次 | 1 分 |
| 每天 1 次 | 2 分 |
| 每周 3 至 6 次 | 3 分 |
| 每周 1 至 2 次 | 4 分 |
| 完全没有 | 5 分 |
| 得分 | |

**问题 3**

在过去 4 周内，因为哮喘症状（喘息、咳嗽、呼吸困难、胸闷或疼痛），您有多少次在夜间醒来或早上比平时早醒？

| | |
|---|---|
| 每周 4 晚或更多 | 1 分 |
| 每周 2 至 3 晚 | 2 分 |
| 每周 1 次 | 3 分 |
| 1 至 2 次 | 4 分 |
| 没有 | 5 分 |
| 得分 | |

**问题 4**

在过去 4 周内，您有多少次使用急救药物治疗（如沙丁胺醇）？

| | |
|---|---|
| 每天 3 次以上 | 1 分 |
| 每天 1 至 2 次 | 2 分 |
| 每周 2 至 3 次 | 3 分 |
| 每周 1 次或更少 | 4 分 |
| 没有 | 5 分 |
| 得分 | |

**问题 5**

您如何评价过去 4 周内，您的哮喘控制情况？

| | |
|---|---|
| 没有控制 | 1 分 |
| 控制很差 | 2 分 |
| 有所控制 | 3 分 |
| 控制很好 | 4 分 |
| 完全控制 | 5 分 |
| 得分 | |

## 39. 什么是峰流速仪?

专家回复:峰流速仪是测量呼气流量的医疗器械,塑料制品,呈圆筒状,圆筒上端有一口含嘴,筒面有标尺和指针,指针可随呼出气量大小而在标尺上滑动测量出哮喘患者从肺部呼出气的最大呼气流速(PEF),也称峰流速。当人用力呼气时测量气流最大流量值,以此来评估哮喘患者的气流受阻情况,帮助诊断哮喘的轻重程度和动态评价治疗。患者可以在家中自备峰流速仪以便随时监测病情变化。PEF下降的程度和每日PEF昼夜变异率的程度是评估哮喘病情是否发作及恶化的重要指标。

峰流速仪使用方便、轻巧、无痛苦、经济、实用,哮喘患者容易接受。哮喘患者应该坚持每天定时测定最大呼气流速(PEF)或峰流速并记录在哮喘日记中或绘制成图,可以掌握自己哮喘发作的规律,并根据峰流速的变化调整用药或将峰流速的记录资料交给医生,以便医生了解病情变化,制订治疗方案。因此正确正规的使用峰流速仪不仅能较科学地了解病情变化、观察药物疗效及指导治疗,还能发现早期病情先兆,预防哮喘发作。

## 40. 如何使用峰流速仪?

专家回复:峰流速仪可用于自我监测哮喘病情。呼气峰流量的测定是否准确,依赖于受试者的努力和正确的技能掌握,按以下方法进行:①用手指将游标上的指针指向零位;②握住峰流速仪时,手指不要遮住刻度及指针槽,不要挡住峰流速仪末端的孔;③取立位或直坐位(推荐站立位),用右手握住峰流速仪,保持峰流速仪呈水平状,测定时,先深吸一口气，憋住，把峰流速仪咬嘴放入口中，嘴唇包紧口器不要使它漏气，然后，尽所能用最快速度和最大力气做呼气，即像用力吹蜡烛一样将肺内气体呼出；④记下指针所指刻度上的数字，将指针回复到零位，再重复测定；⑤应该重复做 3 次，共得到三个读数，将其中最高的一个数值作为呼气峰流量值（PEF）并作记录在表格中。

每日 PEF 昼夜变异率的程度是评估哮喘病情是否发作及恶化的重要指标。

如何计算 PEF 变异率呢？需要患者每天清晨及黄昏时间取相同时间测定 PEF，至少连续测定 1 周后计算每日 PEF 昼夜变异率，公式如下：

$$\text{PEF 变异率} = \frac{\text{最高 PEF} - \text{最低 PEF}}{1/2\,(\text{最高 PEF} + \text{最低 PEF})} \times 100\%$$

## 41. 什么是呼出气一氧化氮测定检查？

专家回复：呼出气一氧化氮（FeNO）是一种无创性气道炎性标志物。FeNO 作为"炎症尺度"，它有助于鉴别诊断慢性咳嗽患者是哮喘还不是哮喘。FeNO 值的高低与哮喘严重度相关，可用于哮喘诊断。急性重症哮喘患者的 FeNO 较高，有症状患者的 FeNO 又高于健康人的 FeNO。当哮喘患者的病情恶化时，其 FeNO 升高，抗炎治疗有效时后，FeNO 会降低。因此，FeNO 可用于哮喘病情的监控和预测。有证据表明，我们可以通过监测 FeNO 水平来评价气道炎症的控制情况及哮喘患者对激素的敏感度，还可根据其值来调整吸入激素用量并通过动态监测其水平来决定激素治疗的疗程，从而可能会达到早期预防气道高反应性发生，缩短激素疗程，避免气道重塑等作用。FeNO 检查步骤：

（1）嘱患者坐好，呼气至残气位。

（2）对着口器深吸气（此气体经过专用过滤器后去除外源性 NO）至最大肺活量。

（3）缓慢呼气，使电脑屏幕动画显示的气球渡过对岸。

（4）自动计算，定量显示结果。

（5）打印测定报告。

 **42. 记哮喘日记有什么好处？**

专家回复：哮喘目前尚无根治的方法，但是坚持治疗通常可以使病情得到控制。哮喘患者通过对自己日常生活的细节记录，包括哮喘症状及发作次数、诱发因素、用药情况以及最大呼气流速（PEF）做记录，可以对自己的病情进行判断。记录哮喘日记有助于哮喘患者对自身病情进行检测随访，还可协助患者判断对什么样的变应原过敏，更能配合医生及时调整治疗方案，方便更好的控制哮喘，减少哮喘发作次数。哮喘日记的内容一般包括日期、气温、气压、饮食，做过什么运动与工

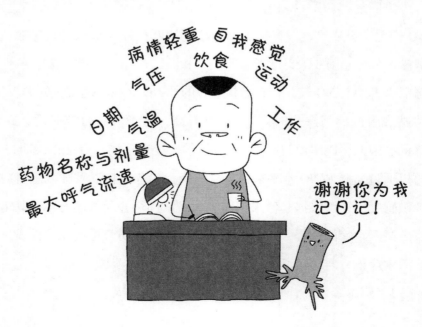

301健康科普丛书——支气管哮喘

作，当天自我感觉、病情的轻重、药物名称与剂量，使用峰流速仪每天2~3次测定最大呼气流速等记录下来，这样就很容易检出哮喘发作与食物、环境、运动的关系。

## 43. 哮喘患者如何进行自我监测病情?

专家回复：哮喘是一种可控但不可治愈的疾病，控制哮喘减少发作需要患者合理规范用药，因此，学会正确评估自己的病情非常重要，这样有利于和医生及时沟通，共同制订适合不同阶段的治疗方案。

哮喘患者需要在治疗过程中不断评价治疗的效果和病情的演变，需要患者本人掌握一些简单的方法来评价自己病情的变化。哮喘患者可以从以下方面来检测自己的病情变化：

（1）坚持每天写哮喘日记。

（2）利用峰流速仪来监测哮喘发作前夕的征兆。

（3）定期做 ACT（哮喘控制测试）评分。

（4）定期看医生。

## 44. 哮喘控制不好的原因可能是什么?

专家回复：哮喘控制不理想可能有以下几种原因：

（1）没有选对使用适合哮喘药物或使用的哮喘药物剂量不足。

（2）使用吸入器的方法不正确。

（3）常不自觉中就接触了引起哮喘的诱因。

（4）不遵从医嘱，依从性差是导致我国哮喘难以控制的最重要和最常见的原因之一。

（5）擅自采用许多所谓能"根治"哮喘的"验方"或"偏方"而放弃正规治疗。

（6）不良生活习惯等。

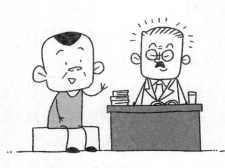

详细向医生
讲述自己的病情

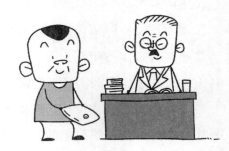

携带既往的
病历资料

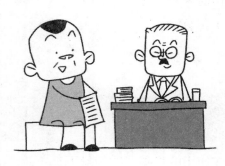

列出自己最需要
迫切解决的问题

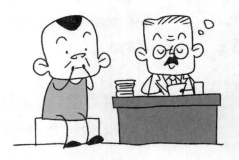

集中咨询问题

## 45. 看哮喘专家门诊要注意什么?

专家回复:

（1）详细向医生讲述自己的病情,如什么症状? 发病多长时间? 做过哪些检查? 在哪家医院看过病? 曾被诊断为何种病? 曾接受过何种治疗（口服、吸入、静脉,最好记住药物名称、剂量、疗程等）? 治疗效果如何? 此外,告诉医生自己过去有什么疾病? 有没有过敏情况? 家族里有没有哮喘患者等等。

（2）携带既往的病历资料,包括病历本、肺功能检查、过敏原检查、血液学检查、胸部 X 片或胸部 CT 检查等。

（3）列出自己最需要迫切解决的问题,可以提前列出几条并写在纸上,向专家提出,并细心听专家讲解,回答专家问诊等。

（4）提醒患者需要注意的是:当医生在分析阅读病历及检查资料,或在查体时,或在开药时最好不要打扰医生,以免分散其诊断思维,影响听诊,或开错药物,等医生完成分析得出诊断后,再集中咨询问题。

## 46. 过敏性鼻炎和感冒怎么区别?

专家回复:由于过敏性鼻炎和感冒有很多相似之处,而且都容易在气候变化时发生,而且多数有打喷嚏、流涕、鼻塞的症状,所以人们经常将过敏性鼻炎当成感冒进行治疗,服用抗感冒药物和抗生素,但常常疗效不佳,最终导致误诊误治,延误病情。一般可以从以下几方面进行鉴别:

（1）首先感冒具有较强的传染性,所以多数为群发,如家庭、学校、工作环境中可多人同时发病;过敏性鼻炎不传染,但可以遗传,所以如果有血缘关系的亲属有过敏性疾病,包括有过敏性鼻炎、哮喘、皮肤过敏、药物过敏等过敏史的家族，发作的可能性更大。

（2）感冒的打喷嚏、流鼻涕和鼻塞等鼻部症状往往是持续性的，会连续几天，随着感冒的控制，症状逐步减轻，最后缓解消失；而过敏性鼻炎发作则呈阵发性，一天中可能仅发作一次或数次，以清晨或异味等刺激后更为明显，发作过后如常人，多在春天或秋天发病。

（3）过敏性鼻炎的喷嚏频频、流清水样鼻涕，伴有鼻痒、流眼泪，而感冒时喷嚏较少，鼻痒不明显，鼻塞明显而且持续，鼻分泌物可由清涕或黏性转为黄色。

（4）感冒时全身症状较重，如发冷、发热、四肢无力、肌痛、头痛、咽痛、胃肠道不适等，而过敏性鼻炎仅仅表现为鼻部症状或伴发哮喘或皮肤过敏。

（5）感冒的病程较短，通常1-2周即可，而过敏性鼻炎则病程较长，常年反复发作，如果你通过上述差异仍然不能区别时，就应该及时去呼吸科和耳鼻咽喉科就诊，让医生通过检查来帮你确诊。

 **47. 什么是心源性哮喘？哮喘和心源性哮喘有什么区别？**

专家回复：心源性哮喘是指心力衰竭患者常在夜间入睡中突然感到气闷而惊醒，呼吸困难加重，并立即坐起喘息和咳嗽，这种夜间阵发性呼吸困难称为心源性哮喘。心源性哮喘是由于左心衰竭和急性肺水肿等疾病引起的发作性的喘息、呼吸困难加重，发作时和哮喘表现极为相似，但是心源性哮喘患者常多有高血压、冠心病病史，发病无明显的季节性，且多见于老年人。此外，心源性哮喘多于夜间发作，医生听诊可闻及肺部湿啰音，强心、利尿、扩血管等治疗心脏病的药物治疗有效。

而哮喘患者多见幼年或中青年，可能有哮喘或个人过敏史，发病多有季节性，医生听诊可闻及肺部干鸣音，氨茶碱及 $\beta_2$ 受体激动剂治疗有效。

## 48. 哮喘与慢性阻塞性肺病有什么区别?

专家回复：慢性阻塞性肺疾病（COPD）特征为持续存在的气流受限。气流受限呈进行性发展，伴有气道和肺对有害颗粒或气体所致慢性炎症反应增加。COPD多见于具有长期吸烟史和（或）环境职业污染接触史者，中老年男性居多，多在冬天发作。常COPD见症状为长期咳嗽、咳痰，喘息、胸闷，活动后呼吸困难，疾病急性发作时或疾病进入晚期、严重阶段，患者静息状态下即可能出现呼吸困难，只能静坐。在疾病的临床过程中，特别是较重患者，可能会发生体重下降、食欲减退、外周肌肉萎缩和功能障碍、精神抑郁和（或）焦虑等全身性症状。医生查体可见桶状胸体征，两肺常可有水泡音。胸部CT可发现肺气肿征或肺大泡形成。COPD确诊需要做肺功能的检查。肺功能检查为持续存在的气流受限、支气管舒张试验或气道激发试验常阴性。

而哮喘的特征是可逆性气流受限，反复发作的喘息、气急、胸闷或咳嗽等症状，多在夜间和（或）凌晨发作加剧，病因与遗传性过敏性体质有关，青少年居多，多在春天和秋天发作。哮喘的症状时好时坏，它们由环境中某些因素诱发所致。多数哮喘患者病情可自行缓解或经治疗缓解。气道舒张试验阳性或气道激发试验阳性有助于诊断哮喘。

## 49. 哮喘会引起其他疾病吗? 合并症是什么?

专家回复：如果一个哮喘患者没有意识到疾病的严重性，那么对于这位患者来说，最应该去了解的就应该是哮喘的一些危害。只有真正的去了解疾病的危害，才能够意识到疾病的严重性，才能去重视疾病，才能及时地采取治疗。哮喘病日久会有什么并发症呢？下面介绍哮喘的五大并发症。

（1）肺气肿：若哮喘反复发作，肺充气过度，肺残气量逐渐增多，肺组织破坏，可形成肺气肿。

（2）慢性呼吸衰竭：重度哮喘或长期反复哮喘发作时因气道严重痉挛，气流出入受阻，同时因为哮喘发病时患者紧张、用力呼吸等导致体力消耗，耗氧量和二氧化碳产生量增加，吸入气体量减少可引起低氧血症，而呼出气体量降低则导致体内二氧化碳潴留，出现Ⅱ型呼吸衰竭。

（3）慢性肺源性心脏病：哮喘患者在合并肺气肿及呼吸衰竭基础上，肺功能进一步损伤，可发展为肺动脉高压和肺心病。

（4）自发性气胸和纵隔气肿：因气道阻塞及肺泡过度膨胀导致肺泡内压增高，喘息加重或剧烈咳嗽易使胸膜下肺泡破裂，气体进入胸膜腔，从而发生气胸，如果肺泡破裂，空气沿肺血管周围鞘膜进入纵隔则产生纵隔气肿。

（5）肺不张：哮喘患者气道阻塞或痉挛致使支气管狭窄，而气道上皮损伤和气道内黏稠分泌液潴留可形成黏液栓均可诱发肺不张。

 **50. 如何更好地控制哮喘？**

专家回复：急性哮喘发作迅速，重症时更是来势凶猛，要想更好的控制哮喘，应从哮喘治疗的规范化、个体化入手。

（1）根据病因治疗：根据引起哮喘发作的两个直接病因，一是气道慢性炎症，二是气道高反应诱发的支气管痉挛。因此，哮喘治疗主要有两种方法即控制气道炎症和解除支气管痉挛。

（2）坚持长期治疗和观测：由于哮喘病具有慢性、反复发作性的特点，因此哮喘和高血压病及糖尿病一样，需要长期治疗。通常需要坚持长期的抗炎治疗，长期进行病情监测和评价。

（3）个体化治疗是关键：不同的哮喘患者、不同的病情严重程度，或者同一位患者在不同的时期，其症状和体征存在着很大的差异，因此，每一位患者都不能使用一种固定不变的治疗方案，而应根据哮喘控制水平采取不同的治疗措施，即升阶梯或阶梯式治疗方案。在医生指导下使用尽可能少的药物达到理想控制哮喘的目的。

 **51. 哮喘急性发作如何自救？**

专家回复：急性发作是指突然发生喘息、气急、咳嗽、胸闷等症状或原有症状急剧加重，常有呼吸困难。发作时可进行如下处理：

（1）保持安静，放轻松，因为紧张可以使病情加重。

（2）首先吸入短效 $\beta_2$ 受体激动剂气雾剂（沙丁胺醇气雾剂或特布他林气雾剂等），每次 2~4 喷，如果症状没有得到缓解，20 分钟后可重复喷药。

（3）如果重复吸入短效 $\beta_2$ 受体激动剂气雾剂 3 次后仍不能缓解，应及时去医院看急诊或打电话呼救。

（4）吸氧。

（5）请随身携带一支短效 $\beta_2$- 激动剂 ( 沙丁胺醇气雾剂或特布他林气雾剂等 ) 以备急用。

 **52. 哮喘急性发作时什么情况下应去医院就诊？**

专家回复：当有以下情况发生时，应当立即去医院急诊处理：

（1）严重的哮喘急性发作。

（2）症状对初始使用的支气管舒张剂（沙丁胺醇气雾剂或特布他林气雾剂等）反应迟缓，重复使用3次后仍不能缓解或按上述自救用药后持续3小时无效。

（3）在口服糖皮质激素治疗开始后，4~6小时后症状没有改善。

（4）哮喘症状进一步恶化。

 **53. 应如何预防哮喘急性发作?**

专家回复：预防哮喘发作，可从以下几个方面做起：

（1）避免过敏原：有明确过敏原的患者应尽可能脱离过敏原。避免食用过敏食物，对海鲜过敏者应避免进食可能诱发哮喘的鱼、虾等。外出戴口罩预防春秋季节花粉过敏。避免使用气味刺激的化妆品、蚊香、敌敌畏等。

（2）保持房间卫生，不宜灰尘过大，消除尘螨、真菌和蟑螂。卧室不要放置地毯、花草、绒毛制品、布艺沙发等有利尘螨孳生的物品。卧室寝具要经常曝晒，每1~2周用55℃以上热水烫洗枕套、床罩、床单以杀死尘螨。用通透性差的床罩将床垫包起来。拖布每日用完后，彻底清洗晒干。

（3）避免使用羽绒及蚕丝制品，穿纯棉内衣。

（4）对猫毛、狗毛过敏者，应避免饲养此类宠物。

（5）忌着凉感冒，加强防寒耐寒的锻炼，如用冷水洗脸、按摩鼻部，并随季节的变化增减衣服。必要时可应用增加机体免疫力的药物；去公共场所戴口罩。

（6）减少烟雾吸入，不吸烟及避免被动吸烟。

（7）避免情绪波动，保持良好心态和乐观的情绪。学会自我调节，保持心理平衡。

（8）加强体育锻炼，增强个人体质。

（9）定期看医生，和医生商讨治疗方案。

（10）忌自作主张随意用药。目前社会上流传治疗哮喘的药物及方法很多不要单纯根据广告宣传自行用药。不明成分、无生产批号的药物不能滥用，并且应注意防止偏方的毒副作用。

 **54. 哮喘患者外出郊游需注意什么?**

专家回复：患有哮喘的人深知发作时的严重性，常常不太敢出远门旅游，特别是搭飞机出国玩，怕万一在高空中发作没办法急救，宁愿还是待在家里。实际上，如果哮喘控制得不错，可以和正常人一样，打球、游泳或旅游。即使有小发作，只要处理得当，知道该如何处理或事前准备好药物，还是能玩得尽兴。当然，如果连日常生活都会受到哮喘影响的人，最好先等病情控制稳定后再考虑外出旅游更好。 外出时需要注意以下几点：

（1）避开季节交替的时候外出旅游：季节交替的其后变化较大，冷然环境、温度骤降及气压过低都可能导致哮喘发作。对春秋季花粉过敏的患者应该尽可能避开春秋季旅游。对冷空气敏感的人应避开在冬季外出，去一定寒冷地方则要注意保暖，以免吸入冷空气，造成哮喘发作。在雷雨天气或空气污染严重、PM2.5超标的天气建议不要外出或外出时戴口罩。因此，外出旅游前要了解目的地的气候及气温等情况。

（2）注意含氧量和保湿：一些哮喘患者害怕坐飞机。大型客机在高空飞行时，空气中的含氧率会从处于海平面时的21%降到约只有15%，肺功能不好的人确实容易出现缺氧或呼吸困难。还有，在机舱内必须面对的另一个问题是湿度会下降，部分对干燥空气特别敏感的人，应记得常喝水并戴上口罩，保湿并保暖。到底哮喘患者适不适合搭飞机，还是要看本身的哮喘控制状况，尤其是对运动的耐受力。最简单的自我评估就是，若无法很顺利地快走 50 米或是走完几分钟，就表示哮喘控制仍处于不稳定状态，最好还是在家为妙。

（3）由于外出地域的变化、乘坐交通工具及嘈杂的环境可能是哮喘发作的重要因素，除出发前建议先询问您的医生，如果评估病情稳定则可以出行，同时应该备好哮喘治疗药物：①哮喘发作紧急用药，即短效 $\beta_2$- 激动剂（沙丁胺醇气雾剂或特布他林气雾剂等）；②平时使用的抗炎药物（舒利迭或信必可都保等）、孟鲁司特钠、茶碱类药物等，同时建议患者带一些口服激素（泼尼松或甲泼尼龙）及抗过敏药物等，严重过敏性哮喘患者可携带肾上腺素注射液（必须在医生指导下使用）。

（4）查阅一下外出旅游居住的酒店周围有无医院，以便一旦哮喘紧急发作可立即到当地医院就诊。

 **55. 哮喘患者需要戒烟吗?**

专家回复：研究表明，吸烟对已处于气道高反应的哮喘患者是一种刺激，可使支气管收缩痉挛，导致哮喘发作。我国有 3.5 亿烟民，约占全世界吸烟者的 1/3。与国外相比，在我国哮喘患者的吸烟情况普遍存在，最新全国流行病学调查显示我国哮喘患者中吸烟者占 35%。近年流行病学调查显示吸烟的哮喘患者较非吸烟哮喘患者症状更难以控制、急性发作次数更多、肺功能减退更快，甚至可能突然死亡。有研究显示，就诊于急诊室的哮喘急性发作患者中 35% 是吸烟者。吸烟不仅是哮喘急性发作的触发因素，而且是难治性哮喘的重要原因，吸烟还可使哮喘患者对吸入或口服糖皮质激素治疗出现抵抗或反应降低，使哮喘患者症状难于控制。戒烟可以明显改善吸烟哮喘患者肺功能，提高哮喘控制水平。因而戒烟在哮喘管理中起到重要作用，希望哮喘朋友戒烟及避免被动吸烟。

 **56. 哮喘患者家属需要注意哪些问题?**

专家回复：

（1）不要在家里养宠物：哮喘患者对动物毛皮屑过敏是普遍现象。近50%的儿童哮喘因宠物的皮屑、唾液和尿液过敏，而并非皮毛或羽毛。这些过敏原是极微小的颗粒，悬浮在空气中。宠物也有可能把粘在皮毛上的花粉或霉菌从室外带入。

（2）不要在房间里吸烟。

（3）用湿度计监测室内湿度，使之保持在50%以下，因为湿度太高很可能加重哮喘。

（4）使用无香料肥皂和除臭剂，不用香水、头发和身体喷雾剂。

（5）保持家居环境清洁，经常进行吸尘，清除尘螨、霉菌等诱发因素。

（6）尘螨是寄生在地毯、布面家具、窗帘、床垫、枕头和被褥中的小虫。他们以人体的皮屑为食并在温暖潮湿的环境中繁殖。尘螨是引发哮喘的主要原因。

（7）霉菌是真菌的一种，它所产生的孢子在空气中飘荡，它们会寄生在腐败植物中，并在潮湿的环境中滋长。

（8）花粉常在春秋季有风的日子随风散播。因此，在这些季节外出时应嘱咐患者戴口罩。

（9）家人对哮喘患者要耐心亲切，鼓励其积极治疗，安慰和劝告哮喘患者要保持乐观情绪，不要过度忧伤、焦虑、激动和恐惧，以免哮喘发作及病情加重。

（10）家庭备有常用哮喘治疗药物，重症哮喘应备有吸氧设备。

（11）哮喘饮食调味宜清淡，避免冷食冷饮及辛辣食品。饮食宜少食多餐，不宜过饱，以免食物反流引发哮喘发作。注意避开食用过敏性食物。在哮喘急性发作期应多补充水分，以免痰液黏稠阻塞支气管而加重病情。

 57. 世界哮喘日是哪一天?

专家回复：每年 5 月份的第一个周二作为世界哮喘日。

哮喘是当今世界最常见的疾患之一，也是世界公认的医学难题，被世界卫生组织（WHO）列为疾病中四大顽症之一。1998 年 12 月 11 日，在西班牙巴塞罗那举行的第二届世界哮喘会的开幕日上，全球哮喘病防治创议（GINA）委员会与欧洲呼吸学会代表世界卫生组织提出了开展世界哮喘日活动，并将当天作为第一个世界哮喘日。从 2000 年起，每年都有相关的活动举行，但此后的世界哮喘日定为每年 5 月的第一个周二。世界哮喘日的宗旨是：使人们意识到哮喘是一个全球性的健康问题，宣传已经取得的科技进步，并促使公众和有关当局参与实施有效的管理方法。

第三篇
哮喘的治疗

**1. 得了哮喘如何治疗?**

专家回复:得了哮喘以后,首先要明白这个病是可以治疗的,而且治疗是个长期的过程,通常需要长期持续的药物治疗。由于气道慢性炎症是所有哮喘患者的共同病理特征,虽然目前不能被彻底根治,但是以控制气道炎症为主的治疗方案能够使哮喘患者病情得到很好的控制,能和健康人一样的生活与工作。作为气道抗炎药物,吸入糖皮质激素(简称激素)是长期治疗哮喘的首选药物,尤其哮喘慢性持续期的患者应采取以下治疗方法:

(1)根据病情轻重程度用药选择不同:①轻度哮喘患者可用低剂量的吸入激素治疗或仅选择白三烯调节剂治疗;②中度哮喘患者需要每日高剂量的吸入激素或选择低剂量的联合制剂吸入激素 + 长效 $\beta_2$ 受体阻滞剂(如沙美特罗替卡松粉吸入剂或布地奈德福莫特罗)治疗;③重度哮喘患者需要每日使用中高剂量的联合制剂吸入激素 + 长效 $\beta_2$ 受体阻滞剂(如沙美特罗替卡松粉吸入剂或布地奈德福莫特罗)治疗。

(2)每位哮喘患者无论病情控制好坏,都应随身携带急救药物(短效吸入性 $\beta_2$ 受体激动剂,如沙丁胺醇气雾剂),该药可在吸入后数分钟内起效,关键时刻可以救命。

(3)避免或脱离使气道致敏、发炎、使哮喘恶化的过敏原是很重要的。这些过敏原称为哮喘触发因素,每个哮喘患者都必须知道自己应该避免的触发因素。

(4)患者需找到一位有经验的呼吸专科医师或从事哮喘专业的医师,并和医生一起制订可行性的、有针对性的计划,包括如何使用药物和怎样避免触发因素，并根据病情需要不断修改完善它，这可能是一项终生的任务。

### 2. 哮喘的治疗目标是什么？

专家回复：全球哮喘防治创议（Global Initiative for Asthma，GINA）是在 1994 年美国国立心肺血液研究所与世界卫生组织合作，由 17 个国家的 30 多位哮喘专家组成小组，共同起草的全球哮喘管理和预防策略的报告，以后几乎每隔数年都出版最新的全球哮喘防治创议 (GINA)，作为哮喘的指导性丛书，为全球的哮喘医生和患者提供最新诊断、治疗进展及防治的策略。

根据 GINA 的建议，治疗哮喘要达到的目标是：达到并维持哮喘良好控制和减少未来风险。主要包括以下 8 个方面：

（1）尽可能控制、消除哮喘的症状，包括夜间症状。

（2）预防控制哮喘发作，使哮喘发作次数减至最少。

（3）少用或不用短效 $\beta_2$ 受体激动剂。

（4）无活动受限，包括正常工作、学习和体育运动。

（5）尽可能达到或（和）维持正常的肺功能。

（6）使药物不良反应发生率降至最低或无药物不良反应。

（7）防止发展成不可逆性的气道阻塞（如肺气肿、慢性阻塞性肺疾病等）。

（8）预防由哮喘导致的死亡（哮喘猝死）。

### 3. 什么是哮喘患者的阶梯治疗方案？

专家回复：全球哮喘防治创议（GINA）制定了一个与哮喘的分期

和分级相适应的5级阶梯式治疗方案，建议根据哮喘控制的水平类别（比如完全控制、部分控制、未控制）制订治疗方案。治疗方案共分为5级治疗级别，每一阶梯代表着治疗的选择，从第1阶梯到第5阶梯，临床疗效不断增加。当哮喘控制并维持至少3个月后，治疗方案可以降级，如哮喘未得到控制则需升级治疗，所以称之为"阶梯治疗方案"。

第1级治疗：按需使用缓解剂（速效 $\beta_2$ 受体激动剂）。一般应用于哮喘发作不频繁且发作症状较轻微、持续时间较短的患者，这类患者在发作间歇期无症状，无夜间憋醒，且肺功能正常。首选药物为吸入性速效 $\beta_2$ 受体激动剂。

第2级治疗：按需使用缓解剂（速效 $\beta_2$ 受体激动剂）并联合规律使用单一控制剂，一般应用于哮喘发作不严重的哮喘患者。这个阶段的治疗推荐使用小剂量吸入激素(ICS)作为哮喘患者的初始控制治疗，如果不愿使用激素或不耐受激素可以选择白三烯调节剂作为控制剂。

第3级治疗：按需使用缓解剂（速效 $\beta_2$ 受体激动剂）联合使用一种或两种控制剂。这一阶段的治疗推荐联合使用吸入性小剂量吸入激素(ICS)和长效 $\beta_2$ 受体激动剂（LABA），有的药品将这两类药物二合为一制成一支气雾剂（如沙美特罗替卡松粉吸入剂或布地奈德福莫特罗粉吸入剂），应用时更加方便、疗效更佳。同时可吸入激素联合茶碱类或联合白三烯调节剂。

第4级治疗：按需使用缓解剂（速效 $\beta_2$ 受体激动剂）加用一种或

多种控制剂，使用中高剂量的联合制剂吸入激素＋长效 $\beta_2$ 受体阻滞剂 ±茶碱类或联合白三烯调节剂。

第 5 级治疗：按需使用缓解剂（速效 $\beta_2$ 受体激动剂）加用一种或多种控制剂，需要加用口服糖皮质激素和（或）抗 IgE 治疗，以达到快速控制症状的目的。

## 4. 哮喘控制达标后，何时可减少哮喘药物用量？

专家回复：哮喘的治疗达到"哮喘控制"后，就可减少哮喘药物用量或治疗方案"降级"。当然，是否可以减药及如何"降级"是要由医生来决定或者跟医生商量后再做决定。全球哮喘防治创议（GINA）的阶梯式治疗方案中"降级"治疗是指：如果哮喘症状得到良好的控制，并且至少持续 3 个月，就要考虑进行降级治疗，按阶梯式逐渐降级的方法减少药物治疗，在降级过程中要做到"循序渐降"，切不可操之过急，否则极有可能导致疾病的反复。哮喘得到控制后，降级治疗应充分考虑患者的病情、病因、用药组合及伴发疾病等，降级治疗方案应取得患者的理解，以提高依从性。如何降级请参考以下常用方法：

（1）吸入激素单药治疗的减量：如果您单独使用中、高剂量的吸入激素时，在哮喘控制达标 3 个月后减少目前吸入激素用量的 50%，如您目前每天吸入布地奈德 400 微克，哮喘控制达标 3 个月后减至每天吸入布地奈德 200 微克。而低剂量吸入激素治疗获得控制的多数患者可以由每天用药两次减为每日用药 1 次。

（2）吸入激素与长效 $\beta_2$ 受体激动剂联合治疗的降级处理：①通过联合使用吸入激素和长效 $\beta_2$ 受体激动剂而获得控制者，先减少吸入激素用量的 50%，而继续使用长效 $\beta_2$ 受体激动剂；②联合制剂的治疗由每天用药两次改为每天用药 1 次；③早期停用长效 $\beta_2$ 受体激动剂，单独吸入激素治疗。

（3）若患者使用最低剂量控制性药物达到哮喘控制 1 年，并且哮喘症状不再发作，可考虑停用药物治疗，但仍应继续定期门诊随访、监测，因为有一部分患者停药后哮喘再次复发，故有些医生不建议停药。上述减量方案尚待进一步验证。

### 5. 如果哮喘控制未达标，何时要增加哮喘药物用量？

专家回复：如果哮喘控制不好，就可能需要增加哮喘药物的用量或治疗方案"升级"。当然，是否需要"升级"是要由医生来决定或者跟医生商量后再做决定。在 GINA 阶梯式治疗方案中"升级"治疗是指：如果目前患者所接受的治疗方案没有达到哮喘控制的水平，则需要升级治疗，即将现有治疗方案升级，比如，目前接受 2 级治疗，就应该改为 3 级治疗，以达到哮喘控制的目的。通常有效治疗应使哮喘症状在 1 个月内达到改善，但在确定治疗无效前，首先要了解患者的用药是否正确，是否顺从医嘱及遵守用药方案，环境因素控制是否良好等情况，以避免由于这些因素导致哮喘控制不佳。

### 6. 怎么判断是否哮喘急性发作？应该如何家庭治疗？

专家回复：哮喘急性发作是指喘息、气促、咳嗽、胸闷等症状突然发生，或原有症状急剧加重，常有呼吸困难。常因接触变应原、刺激物或呼吸道感染诱发。其程度轻重不一，病情加重，可在数小时或数天内出现，偶尔可在数分钟内即危及生命。

哮喘急性发作的治疗取决于发作的严重程度以及对治疗的反应，治疗的目的在于尽快缓解症状、解除气流受限和低氧血症。治疗措施主要为重复吸入速效 $\beta_2$ 受体激动剂，如硫酸沙丁胺醇气雾剂，在第 1 小时每 20 分钟吸入 2 ～ 4 喷，如有峰流速仪，要测定峰流速数值的变化，如果峰流速逐渐上升恢复至发作前稳定时的水平或正常值，以及喘息症状好转说明治疗有效。对于峰流速数值好转及症状好转的患者可在医生的指导下继续家庭治疗。如果重复吸入 3 次后仍不能缓解，应及时去医院看门诊或急诊。

根据治疗反应，轻度急性发作可调整为每 3 ～ 4 小时 2 ～ 4 喷；中度急性发作每 1 ～ 2 小时 6 ～ 10 喷。如果治疗反应不好，除继续吸入硫酸沙丁胺醇气雾剂外，还应尽早口服激素（醋酸泼尼松或等效剂量的其他激素），加用吸入抗胆碱能药物，应立即到医院急诊或立即叫 120 急救车。

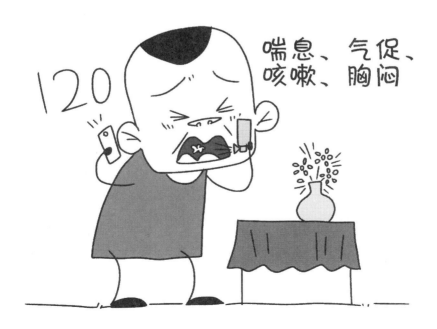

# 7. 哮喘患者在缓解期该如何治疗？

专家回复：缓解期是指哮喘经过治疗或未经治疗症状、体征消失，肺功能恢复到急性发作前水平，并维持 3 个月以上。哮喘患者进入缓解期仍需治疗，缓解期治疗的核心在于抑制气道炎症，降低气道反应性。主要有以下几个方面：①对患者进行教育和指导，使患者掌握疾病的自我防范措施。②回避和控制哮喘的触发因素。③药物治疗，以最低剂量吸入激素维持哮喘的最佳控制。发作时按需使用短效吸入型 $β_2$ 受体激动剂。④特异性免疫治疗：如哮喘患者变应原确定而又不能避免者，可在缓解期进行特异性免疫治疗。⑤免疫调节剂：在缓解期应用免疫调节剂可能会增强患者免疫力，预防哮喘发作，临床上常用的有卡介菌多糖核酸等。⑥中医中药治疗，有敷贴疗法、穴位注射和口服益肺健脾补肾的中药汤药等。

# 8. 哮喘患者需要多长时间到医院进行一次复诊？

专家回复：哮喘是一种慢性病，目前尚不能治愈但能很好控制病情，所以平时也要坚持持续用药。患者应定期前往医院就诊，让医生对病情进行评估，再根据病情的变化，调整哮喘控制计划。如果出现哮喘急性发作后 2 ~ 4 周内需要去看医生。通常情况下，患者在初次看门诊后 2 ~ 4 周去看医生，以后每 1 ~ 3 个月随访 1 次。即使在哮喘症状已经达到控制以后，仍应该每间隔 3 ~ 6 个月进行复诊随访。在每次随访时讨论哮喘管理监测中的一些问题，包括：所制订的哮喘管理计划是否已达到定期的目标了？检查患者是否正确使用吸入装置？是否正确使用峰流速仪？是否根据哮喘管理计划来用药和避免触发因素？并与医生共

301 健康科普丛书——支气管哮喘

同讨论自己所担忧的其他情况。希望患者在每一次随访时演示其吸入药物的方法是否正确。

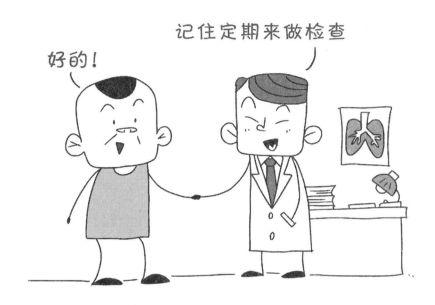

## 9. 哮喘症状控制之后还需要继续治疗吗?

专家回复:哮喘是一种慢性反复发作的疾病,需长期治疗,过去大多数患者仅采取应急手段,只在哮喘发作时想起治疗,而在症状控制后,进入哮喘的缓解期则不用任何药物,这样就会导致哮喘反复发作,久而久之就可能引起肺气肿、肺心病等严重并发症。哮喘症状控制了只是表面现象,而气道的炎症是长期存在的。哮喘的现代治疗重点应放在缓解期。通过缓解期的治疗,可增强体质、提高机体免疫力和长久的御病能力,彻底消除气道内的炎症,从而达到预防哮喘发作的目的。用于缓解期治疗的药物主要为吸入型糖皮质激素,中-重度哮喘患者需要加用吸入型

长效 $\beta_2$ 受体激动剂进行联合治疗，部分患者可使用白三烯调节剂（如孟鲁司特或顺尔宁）和色甘酸钠等其他治疗药物。在哮喘缓解期，即使没有哮喘症状了，仍必须坚持按时用药，这样才可延长哮喘的缓解期，预防哮喘的急性发作。

 ### 10. 哮喘患者什么情况下需要住院治疗？

专家回复：具有哮喘相关死亡高危因素的患者应当尽早到医疗机构就诊，必要时需要住院治疗。高危患者包括：①以前曾经有过气管插管和机械通气的濒于致死性哮喘的病史；②在过去的 1 年中因为哮喘而住院或看急诊；③正在使用或最近刚刚停用口服激素治疗；④目前未使用吸入激素治疗；⑤过分依赖速效 $\beta_2-$ 受体激动剂，特别是每月使用沙丁胺醇气雾剂（或等效药物）超过 1 支的患者；⑥有心理疾病或社会心理问题，包括使用镇静剂的患者往往难以判断病情是否严重；⑦有对哮喘治疗计划不依从的历史。

其他需要住院的情况包括：①哮喘急性发作患者症状进一步恶化，尤其是用支气管扩张剂（沙丁胺醇气雾剂）治疗后，症状变得更严重的，如喘息、咳嗽、呼吸急促变得更严重（呼吸变得困难的征象有：每次呼吸时胸和颈部肌肉用力或耸肩，或者吸气时胸部肋骨间隙和颈部出现明显凹陷，呼吸费力，走路或者说话有困难，或说话不成句等）。②开始口服激素治疗后 2 ～ 6 小时内症状未改善。③嘴唇或手指甲呈灰暗色或者蓝色（说明缺氧）。④用沙丁胺醇气雾剂后治疗反应不迅速且不能维持 3 小时，或用药后呼气峰流速仍低于预计值或个人最佳值的 60%。⑤哮喘发作时大汗淋漓、张口呼吸，不能平卧。患者一旦出现以上这些情况要立即住院治疗。

## 11. 哮喘的控制用药有哪些?

专家回复:主要包括激素(包括吸入激素、口服及静脉用激素)、长效 $\beta_2$ 受体激动剂(LABA,通常与吸入激素联合应用)、吸入激素 + 吸入长效 $\beta_2$ 受体激动剂联合制剂、白三烯调节剂、缓释茶碱、色苷酸钠类药物、抗变态反应药物、抗 IgE 抗体及其他有助于减少全身激素剂量的药物等。

## 12. 哮喘的缓解用药(急救)有哪些?

专家回复:主要包括吸入速效 $\beta_2-$ 受体激动剂(支气管扩张剂,能够缓解哮喘发作并预防运动诱发哮喘),口服及静脉用激素(抗炎药物,用于哮喘急性加重时快速控制疾病,加快疾病缓解),吸入性抗胆碱能药物(支气管扩张剂),氨茶碱及口服短效 $\beta_2-$ 受体激动剂等。

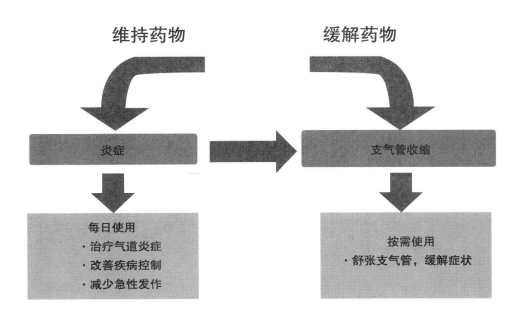

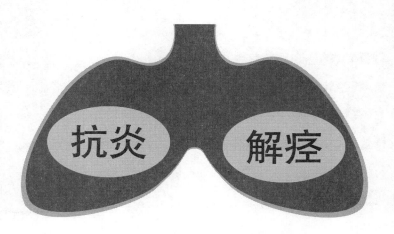

抗炎　解痉

**13. 哮喘常用的家庭急救药物有哪些?**

专家回复: 轻度和部分中度急性发作可以在家庭中或社区中治疗。常用的急救药物有: ①速效 $\beta_2$ 受体激动剂, 如沙丁胺醇气雾剂、特布他林气雾剂, 用法为每次吸入 1～2 喷, 按需使用。运动前吸入可以预防运动性哮喘发作, 偶有恶心、头晕、口干、呛咳等不良表现, 停药后多能自行缓解。②富马酸福莫特罗粉吸入剂 (信必可都保的药物成分之一): 既是长效 $\beta_2$ 受体激动剂, 也是速效 $\beta_2$ 受体激动剂, 吸药后 3～5 分钟起作用, 因此也可作为急救药品备用, 每次吸入 1～2 喷, 按需使用。③口服激素 (醋酸泼尼松片或甲泼尼龙片): 如果使用速效 $\beta_2$ 受体激动剂治疗后疗效不佳, 尤其是在控制性药物治疗的基础上发生的急性发作, 应尽早口服激素, 应该在医生指导下使用, 必要时到医院就诊。

**14. 哮喘为什么要用吸入激素治疗?**

专家回复: 哮喘是一种慢性气道炎症性疾病, 这种慢性炎症导致气道高反应性, 通常出现哮喘症状, 而且气道炎症长期存在于哮喘的所有时段。因为激素是最有效的控制气道炎症的药物, 所以激素的应用是不可或缺的。虽然哮喘目前尚不能根治，但以抑制炎症为主的规范治疗能够控制哮喘临床症状。激素对哮喘的疗效主要是减轻支气管黏膜的炎症反应，表现在抑制炎症细胞的激活、募集与释放细胞因子及炎性介质，改善大气道黏膜炎症水肿，延缓哮喘患者气道重塑的过程。此外，激素对气道平滑肌 $\beta_2$- 肾上腺受体有上调作用。

吸入激素使药物直接进入气管和支气管，吸入激素的局部抗炎作用强，通过吸气过程给药，药物直接作用于呼吸道，所需剂量较小，通过消化和呼吸道进入血液的药物大部分被肝脏灭活，因此，全身不良反应轻，安全性高，使用方便。目前公认吸入激素是长期治疗哮喘的首选药物。研究结果证明吸入激素可以有效减轻哮喘症状、提高生命质量、改善肺功能、降低气道高反应性、控制气道炎症，减少哮喘发作的频率和减轻发作时的严重程度，并降低病死率。

## 15. 激素的不良反应大吗？

专家回复：激素的给药途径包括吸入、口服和静脉应用等。吸入疗法一般无明显不良反应，而口服和静脉使用激素根据剂量和疗程不同而有不同的不良反应。

吸入激素的不良反应主要是在口咽部局部的不良反应，包括声音嘶哑、咽部不适、念珠菌感染、反射性咳嗽等。吸药后应及时用清水含漱口咽部，选用干粉吸入剂或加用储雾器可减少上述不良反应。

目前有证据表明成人哮喘患者每天吸入低至中等剂量激素，不会出现明显的全身不良反应。长期高剂量或大剂量吸入激素后可能出现的全身不良反应包括皮肤淤斑、肾上腺功能抑制和骨密度降低等。已有研究表明长期吸入激素可能与白内障和青光眼的发生有关，但前瞻性研究没有证据表明与后囊下白内障的发生有明确关系。

口服或静脉应用较大剂量的激素早期可以出现兴奋，从而影响睡眠，出现血压升高、加重消化性溃疡等问题。长期大量口服激素可以引起骨质疏松症或股骨头坏死、高血压、糖尿病、下丘脑－垂体－肾上腺轴的抑制、肥胖症、白内障、青光眼、皮肤菲薄导致皮纹和淤斑、肌无力等。尽管口服或静脉使用激素不是一种经常使用的缓解哮喘症状的方法，但是对于严重的急性哮喘是需要的，因为它可以治疗哮喘急性发作甚至挽救生命，但在哮喘控制后要停用口服或静脉激素改为吸入激素以预防哮喘的恶化，减少因哮喘而急诊或住院的机会，预防早期复发，降低病死率。

### 16. 哮喘需要长期药物治疗吗?

专家回复：哮喘是一种慢性反复发作的疾病，其发作只是冰山一角，即使没有哮喘症状发作，慢性气道炎症依然存在。只有坚持规范治疗，才能彻底消除炎症，达到哮喘的完全控制，使之不再发作。哮喘的最新治疗策略是当前症状控制与未来风险控制并重，治疗的重点在缓解期。缓解期不规律用药是发生严重哮喘发作甚至突然死亡的一个重要原因。有些患者只在哮喘发作时才想起治疗，而在缓解期则不用任何药物，这显然是不正确的的治疗方式。成人哮喘与高血压和糖尿病等疾病一样，需要每日长期治疗（儿童哮喘有一部分可以治愈）。对许多患者而言，必须坚持每天使用控制性药物以减少症状、改善肺功能、预防急性发作和保证生活质量。即使有急性发作，也可使发作程度减轻。

专家回复：哮喘的治疗以患者的病情严重程度为基础，根据其控制水平类别来选择适当的治疗方案。症状改善不等于哮喘控制，患者切不可自行停药或减量。有许多患者自行停药后会出现严重的哮喘急性发作和肺功能损伤。患者应该定期到门诊复诊，与医生沟通，医生会和患者一起通过一些经过临床验证的哮喘控制评估工具对患者的情况进行评估，如哮喘控制测试（ACT）、哮喘控制问卷（ACQ）、哮喘治疗评估问卷（ATAQ）等，以及肺功能检查。根据患者哮喘控制水平，调整治疗，确定维持哮喘控制所需的最低治疗级别，以便长期维持哮喘控制。患者复诊时应携带以前的病历本、肺功能检查结果和所用的药物与装置，这有利于医生判断病情并指导您使用吸入装置是否正确。

如果患者对用药有任何疑问，如是否该减量、是否该换药或停用，都应及时看医生，与医生商讨最后做出决定。还有一些患者，在吸入药物1~2周后，自觉喘憋症状明显减轻，出于对激素使用的顾虑等原因，就自行将激素剂量减少，这种做法也是非常错误的。因为哮喘是一种慢性气道炎症，气道炎症的控制是需要一个过程的，研究发现吸入激素药物充分作用时间至少3个月。因此，喘憋等症状减轻并不意味着气道炎症已经得到了很好的控制。如果在这时就草率地减少吸入激素的剂量，很容易出现哮喘复发。按照国际和我国的哮喘诊疗指南，应用吸入激素治疗，达到无明显急性发作、峰流速基本正常，当哮喘控制并至少维持用药 3 个月以上，才可以考虑减少吸入激素的剂量。对于大多数哮喘患者来说，从开始应用较大的吸入剂量到应用最小的维持剂量，往往需要一年甚至几年的时间。遵照医嘱用药，定期复查，在医生的指导下严格按照哮喘诊疗指南调整药物种类和剂量，才可能达到对哮喘长期良好控制的目的。

##  18. 哮喘为什么要用吸入用药？

专家回复：与心脏、肝脏、肾脏等器官不同，由于呼吸道（气管、支气管、肺）和外界相通，所以通过某些装置在吸气过程给药，可以迅速、直接地作用于呼吸道的靶位，具有局部药物（气管、支气管和肺内沉积）浓度高、呼吸道内药物活性大、疗效好、不良反应小等特点，是哮喘的主要治疗途径。

吸入疗法较口服、肌肉注射、静脉给药等其他给药途径具有明显的优越性。①吸入的药物直接作用于呼吸道局部，而且能迅速起效。如短效 $\beta_2$- 受体激动剂气雾剂（沙丁胺醇气雾剂）吸入 3 ~ 5 分钟后即可发挥扩张支气管，对抗支气管痉挛的作用，从而快速缓解哮喘症状。②吸入器体外观小巧、使用方便，密封性好，有利于保持药效，方便患者随身携带。③吸入激素药物的剂量小，仅为口服激素药物剂量的 2% ~ 5%，而且不经过血液循环，因此发生全身性不良反应的几率及严重程度都会大大降低。④全身不良反应小：吸入药物无需经过胃肠道，不受胃酸和消化酶的作用，即保证了药效又避免了消化道刺激症状；也无需肝、肾代谢，因此也降低了药物对肝肾的损害。正因为这些特点，才将吸入用药作为治疗哮喘的主要药物。

 **19. 长期吸入激素治疗安全吗?**

专家回复:吸入激素的剂量与口服或静脉用激素截然不同,比如,吸入激素布地奈德的每一喷的剂量为 100 微克,而最小的口服激素强的松片(醋酸泼尼松片)为 5 毫克,1 毫克 =1000 微克,所以吸入每一喷的布地奈德的剂量是口服强的松片的 1/50,即口服一片强的松等于吸入布地奈德 50 喷,而临床常用吸入布地奈德剂量最大一般不超过每天 800 微克(即等于每天口服约 1/6 片的强的松)。此外,吸入激素在肺内的有效沉积率(即吸入到肺里的能起到作用的药物)15% ~ 30%,因此,每一喷的吸入布地奈德 100 微克真正到达肺里起到作用的药物仅有 15 ~ 30 微克,即等于口服一片强的松的 1/150 左右。因此,吸入激素与口服或静脉激素相比,剂量非常小。

吸入激素的局部不良反应一般可耐受,但是较严重的局部不良反应常会影响患者治疗的依从性。某些局部不良反应呈剂量依赖性,因此最好使用吸入激素的最低有效剂量;部分局部不良反应与装置有关,应考虑更换吸入装置类型或应用定量气雾剂加储雾罐治疗。如果发生局部不良反应不能耐受,停止吸入激素即可减轻症状或逆转。只要在医生正确指导下控制好用药剂量,掌握正确的吸入方法,患者长期吸入激素还是安全的。

 **20. 什么情况下需要用口服激素治疗哮喘? 如何选择?**

专家回复:虽然吸入激素以及吸入激素联合长效 $\beta_2$ 受体激动剂等哮喘药物可以使大多数哮喘患者的症状得到控制,但仍会有一部分

"难治"的哮喘患者即使接受吸入激素等治疗仍不能达到临床控制。最新 GINA 推荐的第 5 步治疗就是要用口服激素控制哮喘症状。但因长期应用全身激素副作用大，在不得不长期应用时，必须注意使全身性副作用最小化，且长期应用时口服制剂优于胃肠外（肌内或静脉）给药，要尽量选用强的松（醋酸泼尼松片）或甲泼尼龙等半衰期短的药物，避免使用地塞米松等长半衰期的药物。口服激素在治疗哮喘急性加重中起着重要作用，可防止哮喘的进一步加重，减少急诊和住院次数、防止哮喘复发、降低死亡率等。口服激素在用药 4～6 个小时后方可起效。常用的药物主要包括泼尼松、泼尼松龙、甲泼尼龙等。当哮喘轻中度急性加重时，可根据病情严重程度每天口服泼尼松或泼尼松龙 20～40 毫克（或相应剂量的甲泼尼龙），治疗 5～7 天，具体使用剂量和使用多少天要根据每位患者病情的严重程度由医生来做出决定。当症状缓解或其肺功能已经达到个人最佳值或达到正常值，可以考虑停服激素或减量，并改为吸入激素治疗。地塞米松因对垂体－肾上腺的抑制作用大，不推荐长期使用。

 **21. 长期口服或静脉注射激素有不良反应吗？**

专家回复：长期大量口服或静脉注射激素可引起骨质疏松、高血压、糖尿病、白内障、肾上腺功能抑制、生长抑制、肥胖症、皮肤变薄和肌无力。其他不良反应如感染、代谢紊乱（水电解质、血糖、血脂）、出血倾向、股骨头坏死等，小儿应监测生长和发育情况。需要注意口服糖皮质激素可能加重某些疾病状态，如疱疹病毒感染、水痘、结核病、高血压、糖尿病、骨质疏松症。为避免明显的不良反应，泼尼松的维持剂量最好每天 ≤ 10 毫克。因此，长期规律吸入激素治疗可避免发生哮喘急性加重，也可避免使用口服或静脉使用的机会，也会减少由口服激素带来的不良反应。

## 22. 重症哮喘为什么要静脉使用激素治疗？

专家回复：重症哮喘急性发作或口服激素不能耐受时，可能需要使用静脉激素治疗。重症哮喘发作时，尤其患者有窒息危险或已经严重缺氧，患者呼吸困难严重，不能进行较深的吸气动作和长时间憋气，这时即使使用吸入药物也很难吸入肺内发挥作用，所以此时吸入激素效果较差，而口服药物也存在起效慢的问题，就必须使用静脉激素急救，原则上静脉激素由医生确定是否应该使用，而且应在医院使用，由于副作用大，患者不要自行使用。常用静脉激素包括注射用氢化可的松琥珀酸钠或注射用甲泼尼龙琥珀酸钠或地塞米松磷酸钠注射液（如果没有前两种药物时可使用，但副作用较大）。

重症发作需要快速缓解患者症状，这时就需要采用静脉注射或滴注激素治疗，如注射用甲泼尼龙琥珀酸钠每天 40 ～ 80 毫克，分次给药，一般治疗 5 ～ 7 天后停用，或者注射用氢化可的松琥珀酸钠每天 200 ～ 600 毫克，分次给药，一般治疗 5 ～ 7 天后停用，具体使用剂量和使用时间要根据每个患者病情的严重程度由医生来做出决定。一般先静脉使用激素，病情稳定后可以减量乃至完全停用，或者根据病情将静脉激素改为口服激素或吸入激素。由于地塞米松因半衰期较长，对肾上腺皮质功能抑制作用较强，一般不推荐使用，但有些基层医院可能只有地塞米松磷酸钠注射液时，可酌情使用，但不建议长期使用。

## 23. 什么样的哮喘患者需要气管插管和机械通气治疗?

专家回复: 如果重度和危重哮喘急性发作经过药物治疗, 临床症状和肺功能无改善甚至病情继续恶化时, 应及时给予机械通气(或称呼吸机)治疗。下列患者需要气管插管和机械通气治疗: ①哮喘发作后导致呼吸、心搏骤停, 呼吸浅表伴神志不清或昏迷者。②意识改变、呼吸肌疲劳、动脉血氧分压($PaO_2$) < 60mmHg、动脉二氧化碳分压($PaCO_2$) ≥ 45 mmHg 者, 伴有以前因哮喘严重发作而导致呼吸停止曾行气管插管者。③动脉血氧分压($PaO_2$) < 60mmHg、$PaCO_2$ ≥ 45mmHg 者, 伴有以前有哮喘持续状态史, 在使用全身激素的情况下, 此次又再发严重哮喘持续状态者。④动脉血氧饱和度 < 90%, 血 pH 值开始下降, 甚至出现酸中毒, 当 pH < 7.25 时提示有可能需要机械通气治疗。

选择机械通气方式, 首可先采用经鼻(面)罩无创机械通气, 这种模式不用气管插管。若经鼻(面)罩无创机械通气治疗无效时应及早行气管插管机械通气。哮喘急性发作机械通气需要较高的吸气压, 可使用适当水平的呼气末正压(PEEP)治疗。如果需要过高的气道峰压和平台压才能维持正常通气容积, 可试用允许性高碳酸血症通气策略以减少呼吸机相关肺损伤。

## 24. 哮喘治疗药物会成瘾吗?

专家回复: 哮喘治疗药物不会成瘾。药物成瘾是指习惯于摄入某种药物而产生的一种依赖状态, 撤去药物后可引起一些特殊的症状, 即戒断症状。比如镇静催眠药巴比妥类等, 这类药易产生精神依赖, 但长期

301健康科普丛书——支气管哮喘

大剂量使用可发生躯体依赖。再比如镇痛药吗啡、鸦片、杜冷丁，治疗肿瘤疼痛疗效好，见效也快，但其成瘾性也同样快，使用2周即可成瘾，且具有异常强烈的精神、躯体依赖性。

然而，在临床中，有5%左右的哮喘患者属于"难治性哮喘"，即是指最大推荐剂量吸入激素治疗仍不能控制的哮喘。在"难治性哮喘"中有一部分患者为"激素依赖性哮喘"。其临床特征有：①存在慢性症状，反复发作性加重；②有持续和易变的气流受限；③尽管大剂量吸入激素，仍需经常使用短效 $\beta_2$ 受体激动剂来缓解症状，甚至需要口服激素来控制哮喘。一部分患者每年需要口服激素治疗 >3 次，甚至有些病人每年有 50% 的时间需要口服激素治疗。一部分患者当口服激素或吸入激素减少 ≤ 25% 即导致哮喘恶化。难治性哮喘的危险因素有以下因素：治疗依从性差、胃食管反流性疾病、鼻炎（鼻窦炎）、致喘因子持续存在、肺部感染性疾病、精神和心理因素、雌激素水平、肥胖、吸烟等。

因此，哮喘治疗药物吸入激素是治疗哮喘的最有效药物，坚持用药不会出现成瘾的现象。对于个别应用较大剂量的全身激素患者，如果激素减量较快，可能会出现不适症状，适当调整剂量或联用其他种类治疗哮喘的药物，可以减少或减轻这种现象。

## 25. 哮喘儿童长大后哮喘是否可以自愈?

专家回复：随着儿童年龄增长与抗病能力的提高，发生呼吸道感染的机会减少，有一部分儿童的咳喘症状也会随之不再出现。研究发现有一部分哮喘患儿，经过合理治疗及采取综合防治措施后，到成年期能完全缓解。

x

然而，很多儿童疾病是成人疾病的源头，哮喘也不例外。有研究发现儿童哮喘中 1/3 ~ 1/2 的孩子会迁延至成人，在儿童期严重激素依赖并经常住院的患儿约 95% 转为成人期哮喘，5% ~ 10% 的哮喘儿童在成人会变成严重哮喘。中 - 重度哮喘的儿童可能持续有一定程度的气道高反应性，并有终生哮喘的危险。另外，儿童处在生长发育包括肺功能发育的关键时期，如果轻视，认为随着生长发育能够自愈，这样容易错失治疗时机，影响儿童未来的生活质量。因此，一定要积极治疗儿童哮喘，避免其迁延至成人哮喘。

### 26. 妊娠期哮喘可以应用吸入激素吗?

专家回复：据统计，有 3.8% ~ 8.4% 孕妇患哮喘，而哮喘孕妇中约有 1/3 在妊娠期有哮喘急性发作。妊娠用药应注意以下事项：①妊娠前 3 个月是胎儿生长发育的关键时期，用药要非常小心，用药要尽量避免使用对孕妇、胎儿安全性尚不确定的药物而且应将药物剂量尽量控制在最低水平；②尽可能使用吸入途径的哮喘药物，减少口服或注射用药；③控制哮喘药物应该首选吸入激素：推荐使用吸入布地奈德治疗。布地奈德粉吸入剂（普米克都保）在美国食品药品管理局（FDA）妊娠安全性分级中为 B 类，即说明对人类无明显危害性，此类药物在妊娠期应用是安全的。其他吸入激素，如氟替卡松和二丙酸倍氯米松的妊娠安全性分级为是 C 类，未排除危险性，此类药物妊娠期间可以使用，但应权衡利弊后在医生指导下使用。

有研究显示，吸入激素可以改善妊娠期间哮喘患者的肺功能，并且可以减少妊娠期哮喘的急性发作，另有大量前瞻性的研究发现，吸入激素与胎儿先天异常或妊娠期间其他不良事件没有相关性。

## 27. 老年哮喘可以应用吸入激素吗?

专家回复:哮喘治疗应用吸入激素是主要手段,老年哮喘患者也不例外。老年哮喘患者具有症状不典型、病情重、肺功能减退明显、并发症多等特点。老年人机体抵抗力差,常合并高血压、糖尿病、冠心病等慢性病,应用口服或静脉激素时副作用可能会比青年或中年患者来的严重。因此,吸入激素治疗哮喘疗效肯定,全身副反应小,对于老年哮喘也是作为首选药物。

此外,老年哮喘患者慢性疾病较多,常用药物较多,要了解药物之间的相互作用,以防降低疗效或产生副作用,比如大环内酯类药物与激素联合使用时,大环内酯类药物可增强激素的抗炎作用,因此激素用量可酌情减少。

## 28. 如何正确选择和使用哮喘药物的吸入剂型或装置?

专家回复:吸入装置对于吸入疗法的实施很重要。目前临床上常用的吸入装置包括:①压力型定量手控气雾剂 (pMDI):如硫酸沙丁胺醇气雾剂;②压力型定量手控气雾剂 (pMDI)+ 储雾罐;③干粉吸入器:主要有舒利迭准纳器和信必可都保两种;④溶液雾化器等。

pMDI 作用原理:储药罐内药物溶解或悬浮于液体推进剂(氟利昂或氟氢烷)内,保持 400kPa 的压力。每次用手掀动活瓣后,借助于内部压力可以定量喷出 100 微升药液,吸药时患者处于被动吸入状态,约50% 微粒直接喷入口腔,85% ~ 90% 的药物沉积在咽喉部而被吞咽进入消化道,仅 10% ~20% 的微粒得以吸入下呼吸道和肺内而起治疗作用。具有价格便宜、便于携带、计量准确等优点,但也存在着难以正确操作、吸入药量少及咽喉部不良反应等缺点。

　　干粉吸入装置的驱动力是通过患者的主动吸气努力，吸入动作需要用力快速深吸气，利用吸气时较高的气流把药吸入气道，不需要助推剂。这种方法患者容易掌握。目前临床上应用较为广泛的是准纳器装置和都保装置。就吸入装置而言，干粉剂的肺内沉积优于 pMDI，在口咽部的残留也明显少于 pMDI。pMDI 给药的肺内的沉积量约为 10%，而吸入普米克干粉剂的肺内沉积量却可达 22%。

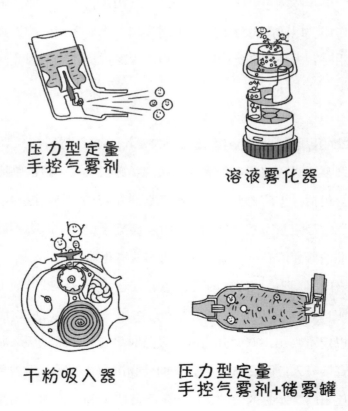

压力型定量
手控气雾剂

溶液雾化器

干粉吸入器

压力型定量
手控气雾剂+储雾罐

不同年龄及不同病情程度哮喘患者适宜的吸入装置不同。症状较轻的患者选择 MDI，吸药动作不规范者可加用储雾罐或改用干粉剂；<10 岁的患儿可选用 MDI + 储雾罐使用，<3 岁的患儿应加用面罩；≥ 4 岁可试用准纳器或都保；严重哮喘发作及不能配合的小儿首选雾化吸入治疗；重症患者用射流雾化器。超声雾化吸入疗法不适用于哮喘治疗。

值得患者注意的是，您是否能够正确操作吸入装置可明显影响药物的肺沉积率。有研究显示正确使用吸入装置的肺内沉积可以达到 18.6%，而不适当使用则仅为 7.2%。所以，训练患者正确使用吸入装置是保证吸入药物疗效的基本前提。

## 29. 如何正确使用舒利迭准纳器装置?

专家回复：舒利迭准纳器为一模制塑料装置，内缠绕一铝箔条，上面整齐排列着 60 个装有药物的泡眼。当从药盒中取出准纳器时，准纳器应处于关闭位置。无需养护，也无需重新填充。准纳器上部的剂量指示窗口显示剩余药量，一个新的准纳器应含 60 个剂量的药物，指示窗口显示药量为 60，当患者吸入一次后指示窗口显示剩余药量为 59。当指示窗显示为 0 时，表示药已用完，需要更换一个新的舒利迭准纳器。

准纳器如何工作：滑动准纳器滑动杆，在吸嘴处打开一个小孔，打开一个剂量的药物，以备吸入。关上准纳器后，滑动杆自动返回原位，为下一吸的使用做好准备。当不用时，外壳可起到保护准纳器的作用。

当使用一个剂量药物，只需按下述四个简单的步骤进行：打开、推开、吸入、关闭。①打开：用一手握住外壳，另一手的大拇指放在拇指柄上，向外推动拇指直至完全打开。②推开：握住准纳器使得吸嘴对着自己。向外推滑动杆直至发出咔哒声，表明准纳器已做好吸药的准备。每次当滑动杆向后滑动时，使一个剂量药物备好以供吸入。在剂量指示窗口有相应显示。不要随意拨动滑动杆以免造成药物的浪费。③吸入：在准备吸入药物前，仔细阅读使用指南：握住准纳器并使之远离嘴。在保证平稳呼吸的前提下，尽量呼气；将吸嘴放入口中，由准纳器深深地平稳地吸入药物；将准纳器从口中拿出；继续屏气约 10 秒，在没有不适的情况下尽量屏住呼吸；缓慢恢复呼气。④关闭：将拇指放在拇指柄上，尽量快地向后拉。当关上准纳器时，发出咔哒声表明关闭。滑动杆自动返回原有位置，并复位，准纳器又可用于下一吸药物的使用。⑤用后漱口。

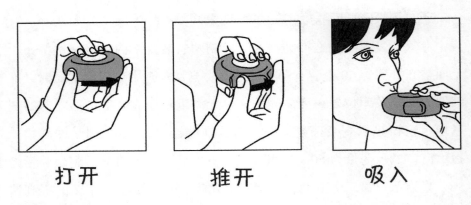

打开　　　　推开　　　　吸入

注意事项：水平位持准纳器，避免吸口向下；不要对着准纳器呼气；只有在准备吸入药物时才可推动滑动杆；切勿从鼻吸入；不要超过推荐剂量；不用的时候，保持关闭状态；保持准纳器干燥。常见错误：推动滑杆时没"咔哒"声；推动滑杆后没有水平拿准纳器；吸气流速不足；含着吸嘴呼气；过多地推动滑杆当玩具。

## 30. 如何正确使用信必可都保装置?

专家回复：都保是一种多剂量微量吸入器。信必可都保装置特点是：每20个计量单位有1数字标识，每10个计量单位间隔会有1条指示线；最后10个计量单位其背景为红色，红色出现即表示剩余10次剂量，指示应及时另配一个以备使用；计数窗显示为0时，表示药已用完，需要更换一个新的都保。

在首次使用本品前，需要对都保装置进行初始化。初始化的操作步骤如下：①旋松并拔出瓶盖，确保红色旋柄在下方；②拿直都保，握住红色旋柄部分和都保中间部分，向某一方向旋转到底，再向其反方向旋转到底；在此过程中会听到一次"咔哒"声；③重复"步骤2"一次。在完成步骤2和3后初始化即完成。

完成初始化后信必可都保使用方法如下：①旋松并拔出瓶盖，确保红色旋柄在下方；②旋柄在下垂直握住吸入器，旋柄朝任意方向拧到底

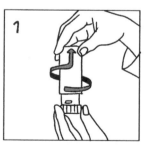 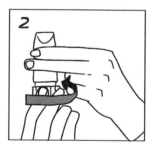 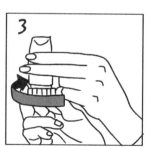

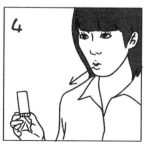 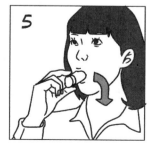 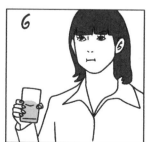

后再向反方向拧，听到咔哒声表示已上好药；注意上好药后不要再旋转旋柄并避免抖动；③深呼气，注意不要对着吸嘴呼气；④吸嘴对着自己，水平放置都保，轻轻地把吸嘴放在上下牙齿之间，双唇包住吸嘴，用力深长地用嘴吸气，注意不要咀嚼或用力咬吸嘴；⑤将吸入器移开，约屏气 10 秒，缓慢呼气；⑥盖好盖子，漱口。

注意事项：严禁对着吸嘴呼气；不要用水或湿布擦洗吸嘴，可定期（约 1 周 1 次）用干布或干纸巾擦吸嘴的外部；不要随意拆开装置，每次用完后应盖好盖子；非吸药前切勿随意旋转旋柄，不能把它当玩具；该药粉无味，如需检查是否吸到药，可用深色软布罩住都保，然后吸气，再打开布，如发现有白色粉末留在上面，可证明已将药粉吸出。常见错误：没有垂直旋转把手；仅旋转一次把手；无呼气；快速呼气；含着都保呼气；吸气流速不足；手握住透气孔。

 ## 31. 硫酸沙丁胺醇气雾剂如何使用?

专家回复：硫酸沙丁胺醇气雾剂（商品名：万托林）是压力型定量手控气雾剂（pMDI）。使用方法：打开盖子，上下震荡摇匀储药罐内药物，用力呼气至功能残气位，将喷嘴放在两唇之间，用牙齿轻轻咬住，口唇包住喷嘴，或将喷嘴对准口腔，放在口腔外 2～4 厘米，在手指按压吸入器的同时做深吸气，吸气末屏气 10 秒，然后经鼻缓慢呼气。每次 1 喷，必要时可每 4 小时重复 1 次，每次 1～2 喷，但 24 小时内不宜超过 6～8 次。定量吸入气雾剂可总结成八个字，即摇、开、呼、吸、按、屏、吐、漱。

注意事项：要在吸气的同时将喷出的药物吸入肺中；本品只能经口腔吸入使用，对吸气与吸药同步进行有困难的患者可借助储雾器；避免药物过量。常见错误：吸气与喷药没有同步，没有在吸气最初流速最大

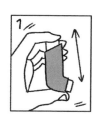 摘下盖子
摇晃吸入器

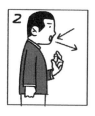 起立
呼气

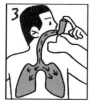 把吸入器放在嘴前，用力的同时，按下吸入器的顶部并继续慢慢吸气

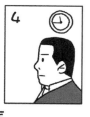 屏气10秒
或尽可能长
然后呼气

时喷药，而是吸气后期或呼气时按压喷药；张着嘴喷药，没有闭紧嘴唇；喷药后没有屏气。

## 32. 哮喘患者为什么要随身携带沙丁胺醇气雾剂?

专家回复：哮喘患者外出时，由于环境的变化，可能会出现哮喘的发作。急性发作存在很大的危险性，在发作时要及时控制住病情的发展就需要患者有随身携带的必备药物，即沙丁胺醇气雾剂，这对于哮喘患者来说十分重要，可避免哮喘发作时措手不及，引发严重的后果。硫酸沙丁胺醇气雾剂是短效 $\beta_2$ 受体激动剂，具有松弛气道平滑肌、扩张支气管的作用，通常在数分钟内起效，疗效可维持数小时。因此外出时应随身携带硫酸沙丁胺醇气雾剂，以备哮喘发作时快速缓解症状，以起到救命的作用。需要注意的是，应用该药物时，每 4 小时可喷吸 1 ~ 2 次，24 小时内不应超过 8 喷，超量后其毒副作用会明显增加，同时，也

预示哮喘发作症状重，需要由医生调整用药方案，甚至可能需要到急诊科治疗。

## 33. β₂ 受体激动剂有哪些作用？有哪些不良反应？

专家回复：$\beta_2$ 受体在呼吸系统中的分布广泛（气道平滑肌、气道上皮、血管及其内皮、肺泡 II 型细胞、肺组织内胆碱神经、感觉神经等）。$\beta_2$ 受体在气道的分布密度随气道的分级而增高，在小气道分布密度较大气道多，在肺泡区域的分布密度最高。这种特性决定了 $\beta_2$ 受体激动剂可以通过全身与局部给药而发挥其药理作用。$\beta_2$ 受体激动剂与 $\beta_2$ 受体结合后，可以使支气管平滑肌松弛、扩张支气管、增强纤毛运动与黏液清除，均有利于缓解和和消除喘息，作用强而且迅速，疗效可靠。

根据药理学特性与临床应用将常用 $\beta_2$ 受体激动剂分为三类：①起效迅速，但作用持续时间短，如吸入型沙丁胺醇气雾剂、特布他林气雾剂、沙丁胺醇片；②起效迅速而作用持续时间长，如吸入型福莫特罗干粉剂；③起效缓慢而作用时间长，如吸入型沙美特罗干粉剂，班布特罗片。

不良反应的发生和严重程度取决于给药剂量和给药途径。不良反应主要有：①肌肉震颤：最常见，是由于骨骼肌上 $\beta_2$ 受体受刺激所引起，比如双手震颤，一些患者会因此感觉紧张。②心动过速和心悸。③低钾血症（较少见）。

$\beta_2$ 受体激动剂在以下疾病时应小心使用，包括甲状腺功能亢进症、嗜铬细胞瘤、糖尿病、未治疗的低钾血症、肥大性阻塞性心肌病、先天性瓣膜下主动脉狭窄、严重高血压、动脉瘤或其他严重心血管疾病，如缺血性心脏病，快速性心律失常或严重心衰。

301健康科普丛书——支气管哮喘

### 34. 常用的白三烯调节剂有哪些?

专家回复:白三烯调节剂（也称白三烯受体拮抗）包括半胱氨酰白三烯受体拮抗剂和 5- 脂氧化酶抑制剂。目前在国内应用主要是半胱氨酰白三烯受体拮抗剂。临床上常用的白三烯调节剂有两种:①孟鲁司特钠（商品名顺尔宁）:成人和 15 岁以上,每日 1 片（10 毫克）;6 ~ 14 岁儿童每日 1 片（5 毫克）;2 ~ 5 岁儿童每日 1 片（4 毫克）。②扎鲁司特（商品名安可来）:成人和 12 岁以上儿童,起始剂量 20 毫克,每日 2 次。

白三烯调节剂孟鲁司特钠,适应证:①各级支气管哮喘的预防和长期治疗:可作为轻度哮喘的起始治疗药物,对于中、重度哮喘,孟鲁司特可联合中高剂量吸入激素控制哮喘;②预防和维持治疗过敏性哮喘、阿司匹林哮喘及预防运动性哮喘;③过敏性鼻炎的治疗,尤其适合是支气管哮喘合并变应性鼻炎患者。

### 35. 白三烯调节剂的作用和不良反应有哪些?

专家回复:哮喘患者体内发生免疫反应时体内炎性细胞大量分泌白三烯,导致支气管平滑肌痉挛收缩、微血管通透性增加、黏液分泌增加,导致气道堵塞,并可以使气道平滑肌增生和重建。白三烯受体拮抗剂主要可以阻断白三烯特异性受体,因而可以预防哮喘发作,缓解哮喘症状。

推荐剂量下不良反应轻、发生率低,在长期使用或停药后可缓解,一般耐受性好。常见的不良反应报道主要有头痛、恶心、消化不良、腹痛等。

## 36. 常用的茶碱类药物有哪些?

专家回复: 临床上常用的茶碱类药物主要有氨茶碱、二羟丙茶碱(喘定)、多索茶碱、茶碱缓释剂(舒弗美)、茶碱控释制剂(葆乐辉)等。

(1)氨茶碱: 是临床使用多年且国内应用最广泛的茶碱类药物。常用口服剂量为每次0.1克,每日3次;静脉给药每次0.25克,加入葡萄糖稀释后缓慢静滴。

(2)二羟丙茶碱(喘定): 是茶碱的中性制剂,pH值近中性,对胃肠道刺激小,主要用于口服给药。其支气管扩张作用较氨茶碱少。心脏副作用也很轻,仅为茶碱的1/10,因此,尤其适合用于老年患者。常用剂量为每次0.1 ~ 0.2克,每日3次;静脉给药每次为0.25 ~ 0.5克,应加入葡萄糖稀释后静滴。

(3)多索茶碱: 常用剂量,每次0.2 ~ 0.4克,每日2次;静脉给药每次为0.2 ~ 0.3克,应加入葡萄糖稀释后静滴。

(4)茶碱缓释或控释剂: 本品不可压碎或咀嚼。常用剂量: 舒弗美,每次0.1 ~ 0.2克,每日1 ~ 2次。葆乐辉,每次0.1 ~ 0.2克,每日1 ~ 2次。

茶碱类药物适用证: 适用于支气管哮喘、喘息型支气管炎、阻塞性肺气肿等缓解喘息症状。口服控(缓)释型茶碱适用于夜间哮喘及清晨哮喘症状的控制。

## 37. 茶碱类药物的作用有哪些?

专家回复: 茶碱的基本结构是甲基黄嘌呤,是嘌呤受体阻滞剂,对气道平滑肌有直接松弛作用,能对抗腺嘌呤等对呼吸道的收缩作用,能增强膈肌收缩力,尤其在膈肌收缩无力时其作用更显著,因此有益于改善呼吸功能。此外茶碱还具有抗炎作用，促进气道纤毛运动，对淋巴细胞的免疫调节作用以及强心、利尿、扩张冠状动脉、兴奋呼吸中枢和呼吸肌作用等。

### 38. 茶碱类药物的不良反应有哪些?

专家回复：茶碱类药物常见的主要为胃肠道刺激症状和中枢神经系统兴奋症状。胃肠道刺激症状可有恶心、呕吐、食欲不振、胃部不适或疼痛。心血管系统症状有心动过速、心律失常等。如果静脉注射过快或剂量过大，还可引起心律失常、血压下降、胸闷、躁动、惊厥甚至猝死。因此，应用氨茶碱，尤其是静脉使用时，应通过抽血监测血浆茶碱浓度，一般安全有效的血浆茶碱浓度为 6 ~ 15 微克／毫升，茶碱的毒性常出现在血清浓度超过 20 微克／毫升时。

### 39. 常用的抗胆碱能药物有哪些?

专家回复：最常用的抗胆碱药物是溴化异丙托气雾剂（爱全乐）、异丙托溴铵与沙丁胺醇复方制剂气雾剂（可必特）、噻托溴铵粉吸入剂（思力华）等。异丙托溴铵有气雾剂和雾化溶液两种剂型。

常用的抗胆碱能药物气雾剂或粉吸入剂：

（1）爱全乐气雾剂：每次 1~2 喷，每日 3~4 次。

（2）可必特气雾剂：每次 1 ~ 2 喷，每日 3~4 次。

（3）噻托溴铵粉吸入剂：每次 1 吸（18 微克），每日 1 次。

抗胆碱能药物适用证：支气管哮喘的防治、伴发肺气肿的慢性支气管炎、慢性阻塞性肺疾病的维持治疗。

### 40. 抗胆碱能药物有什么不良反应？哪些患者不能使用？

专家回复：最经常发生的不良反应为口干，多发生在治疗后的第 3 ~ 5 周。咽干、心率增加、视力模糊、青光眼、排尿困难、尿潴留（多见于有易患因素的老年男性，如前列腺肥大）、便秘。极少患者有视力模糊、肌肉震颤。

对阿托品类过敏、青光眼、严重前列腺肥大者、心血管系统有明显器质性病变者禁用。

### 41. 治疗哮喘常用哪些抗过敏药物？

专家回复：我国临床使用的抗过敏药约有 10 余种，主要为第二代抗组胺药物，如酮替芬、氯雷他定、阿司咪唑、曲尼司特、氮卓司丁、特非那丁等具有抗变态反应作用。第三代抗组胺药物非索非那丁、左旋西替利嗪、地氯雷他定副作用小，没有发现明显的心脏毒副作用和中枢神经抑制副作用，能够增强 $\beta_2-$ 受体激动剂的支气管扩张作用。常用于治疗哮喘的抗过敏药物主要有抗组胺药物（$H_1$ 受体拮抗剂）和肥大细胞膜稳定剂（主要为色甘酸钠）。

（1）酮替芬：每次 1 毫克，每日 2 次。

（2）氯雷他定（开瑞坦）每次 10 毫克，1 次 / 晚。

（3）盐酸西替利嗪：每次 10 毫克，1 次 / 晚。

（4）色甘酸钠气雾剂：每次 3.5 ~ 7 毫克，每日 3 ~ 4 次。

抗过敏药物适用证：用于过敏性鼻炎、过敏性支气管哮喘。对于季节性哮喘及季节性鼻炎的预防，加用抗过敏药物的儿童过敏性哮喘疗效优于成年哮喘。

这类药物的不良反应主要是嗜睡。阿司咪唑和特非那丁可引起严重的心血管不良反应，应谨慎使用。

## 42. 什么是脱敏治疗?

专家回复：脱敏治疗又称特异性免疫治疗，是一种通过逐渐增加过敏原（特异性抗原）量的方法，以达到哮喘患者对过敏原产生耐受，当再次接触过敏原后不再产生过敏反应或过敏反应程度显著减轻。脱敏治疗不仅可以减轻因过敏产生的哮喘症状，可以使发作次数减少，还可能起到长期预防哮喘的发生和发展。

具体方法：①确定患者为过敏性哮喘或过敏性鼻炎患者；②明确患者的过敏原的种类和程度，比如尘螨、花粉、真菌、动物皮毛等；③给患者注射脱敏制剂，少量过敏原不断的刺激患者，使患者产生耐受性；④脱敏治疗总疗程至少需要 3 ~ 4 年。

脱敏治疗的不良反应：主要为皮下注射部位的红肿、风团。全身反应包括哮喘急性发作、过敏性鼻炎发作。最为严重的不良反应是过敏性休克，一般发生在皮下注射 30 分钟以内，因此，患者皮下注射后需在医院观察 30 分钟以上，以便出现过敏性休克能得到及时救治。过敏性休克急救药物首选肾上腺素注射液（必须在医生指导下使用）。

## 43. 脱敏治疗有哪些方法?

专家回复：脱敏治疗目前分为两种。①皮下注射免疫疗法：给患者皮下注射过敏原提取物，通过逐渐加大过敏原的剂量和浓度，最终达到最高浓度，使患者对过敏原产生耐受，达到脱敏的效果；②舌下脱敏疗法：该方法比较适用于儿童过敏性哮喘患者、仅有过敏性鼻炎的患者、或病情较轻的儿童过敏性哮喘患者。

脱敏方法分为季节前脱敏和终年脱敏两种。季节前脱敏，是在哮喘好发季节前 3 ～ 5 个月进行。剂量从不引起局部及全身变态反应的最低剂量开始，以后逐渐增加，直到维持剂量至该致敏花粉开花季节前为止，每年重复 1 次。季节前脱敏对单一的花粉过敏效果较好，但对多种不同季节开花的花粉过敏或尘螨则不适用。终年脱敏的方法如同季节前脱敏，但维持量一般持续 2~3 年，有的可达 5 年。如果连续 2 年基本不发作，可考虑停止治疗。脱敏治疗的临床疗效，一般随着疗程的延长、剂量的增高而增加。因此，患者应有信心和耐心，与医生密切配合，才能收到满意的效果。

## 44. 老年哮喘患者如何治疗?

专家回复：老年人由于对哮喘症状的感知程度较低，又由于病程较长并发症较多，因此病情往往较重，肺功能减退明显，给诊断治疗造成一定困难。

哮喘稳定期或缓解期以吸入治疗为主，一般根据病情，病重较重者主张吸入激素与长效 $\beta_2$ 受体激动剂联合应用。定期看医生评估病情和调整药物治疗。

对于急性发作期病情较重的老年哮喘患者，宜以口服或静脉注射给药为主，配合吸氧、雾化吸入，包括激素、支气管扩张剂等，如有细菌感染应使用抗生素，并应注意纠正缺氧和水电解质紊乱，及时处理并发症，如气胸、心肌梗死、脑血管意外、呼吸衰竭、心功能不全及猝死等，对于危重者要加以监护。

老年哮喘患者合并冠心病、高血压、糖尿病、青光眼等疾病者较多，加上老年人代谢功能减退，用药时要注意药物的剂量及药物之间的相互作用。在进行其他疾病的治疗时，应避免使用可能诱发或加重哮喘的药物。

由于老年人对定量气雾剂吸入技巧的协调能力较差，往往不能同步（即吸气时按压定量气雾剂），使药物不能有效吸入气道。应教会老年人正确的吸入方法，或改用干粉吸入剂，或加用储雾器，以保证使用药物的剂量。同时，老年人应注意按时用药，吸药后漱口，学会用峰流速仪来监测病情变化。

家属应加强护理，控制生活环境中的致喘因素，注意老年人的防寒保暖，预防感冒，鼓励其参加适当的体育锻炼，为其准备清淡可口饮食。同时，进行耐心的心理疏导，这都有助于老年人哮喘的恢复。

### 45. 运动型哮喘怎么治疗？

专家回复：哮喘患者长期存在气道高反应性，往往在剧烈运动 5 ~ 15 分钟后即出现气管痉挛，表现为运动诱发哮喘症状。因此，避免剧烈运动是最有效的预防方法。运动性哮喘一旦诊断成立，应选择合适个体的运动项目及运动量，运动前预防性用药很重要。尽可能避免寒冷、干燥的环境，用鼻呼吸或戴口罩以起到加温保湿的作用。运动前先进行热身运动，游泳、太极拳是哮喘患者提倡的运动，但剧烈的游泳比赛应除外，爬山、跑步等比游泳更容易诱发运动性哮喘。游泳一定注意避免受凉感冒，应避开寒冷季节游泳。

吸入短效 $\beta_2$ 受体激动剂硫酸沙丁胺醇气雾剂或特布他林气雾剂是预防和治疗运动性哮喘最有效的药物，通常在运动前 10~20 分钟应用。硫酸沙丁胺醇气雾剂与色甘酸钠气雾剂联合治疗可增加疗效。若运动超过 2 小时，出现气短、胸闷症状后可重复给上述药物 1 次。吸入长效

β₂ 受体激动剂作用时间可达 10 小时，比如吸入型福莫特罗干粉剂、吸入型沙美特罗干粉剂更适用于长时间运动或运动前不方便使用药物的患者。

## 46. 季节性哮喘如何治疗?

专家回复：季节性哮喘发作有明显的季节性和规律性，往往与春末秋初季节中大量接触某些过敏原（花粉等）有关。

通常在春末秋初季节前 2~4 周提前给予控制哮喘的药物，比如预防性吸入激素或吸入激素与长效 β₂ 受体激动剂联合制剂治疗，这些药物使用持续数月，直至季节结束后 1 个月。同时合并过敏性鼻炎者可加服孟鲁司特和或抗过敏药物等，这样就可以预防哮喘的发作了，而平时几乎可以不需要用药，也无明显的临床疗状。

季节性哮喘患者应检查、寻找过敏原，应尽量避免接触花粉等过敏原，比如外出戴口罩。而对于无法回避的过敏原，可考虑进行脱敏治疗。

## 47. 咳嗽变异性哮喘应该怎么治疗?

专家回复：咳嗽变异性哮喘可能是某些哮喘患者发病的早期阶段，为一种特殊类型的哮喘。它的病理生理变化与哮喘一样，都存在气道高反应性，其治疗原则与典型哮喘相同：

（1）去除病因及诱发因素：应避免接触引起咳嗽变异性哮喘的过敏原和其他因素。

（2）药物治疗：吸入激素或与其他药物联合治疗。①目前大多数患者多采用吸入激素（布地奈德粉吸入剂）联合短效 β₂ 受体激动剂。②吸入激素与长效 β₂ 受体激动剂联合制剂（如布地奈德福莫特罗或沙美特罗替卡松粉吸入剂）。③白三烯调节剂（也称白三烯受体拮抗，如孟鲁司特）或与吸入激素联合治疗。④吸入激素（布地奈德粉吸入剂）联合茶碱类药物，适合于有夜间症状的患者。上述药物治疗时间不少于8周。症状较重时也可口服小剂量激素，但时间不超过1周。⑤抗过敏和稳定肥大细胞膜类药物如氯雷他定、酮替芬可阻断变态反应发生过程，具有止咳作用。

### 48. 药物性哮喘怎么治疗？

专家回复：药物性哮喘包括无哮喘史的患者因使用某些药物后引起哮喘发作，或哮喘患者由于应用某些药物后引起哮喘发作或使哮喘加剧。其中，阿司匹林诱发哮喘最常见，占所有药物性哮喘的50%。除阿司匹林外，其他非甾体抗炎药，比如吲哚美辛、双氯芬酸、安乃近等也常诱发哮喘。青霉素、头孢菌素等也可引起哮喘发作。

治疗原则：①一旦怀疑某种药物引起哮喘，应立即停用，并避免再次使用该药。②急性发作患者应立即给予静脉滴注糖皮质激素、吸氧、硫酸沙丁胺醇气雾剂或雾化吸入支气管扩张剂、抗过敏药物等。③慢性药物性哮喘可吸入激素或短期口服激素治疗，也可给予白三烯调节剂、抗过敏药物等。④有药物过敏史者在使用任何药物之前，应向医生或药师咨询，并应仔细阅读药物说明书。

### 49. 职业性哮喘怎么治疗？

专家回复：职业性哮喘与其从事的职业密切相关，如从事与异氰酸酯类、苯酐类、胺类等有关的职业。治疗原则：①一旦被证实为职业性哮喘的患者，应该调换工作、避免与致敏原接触。②吸入激素治疗。③吸入激素与长效 $\beta_2$ 受体激动剂联合制剂。④吸入色甘酸二钠。一般吸入激素时间至少半年，以尽快消除致敏原导致的气道变态反应性炎症，防止肺功能受到损害。

## 50. 妊娠期哮喘该如何治疗?

专家回复：美国食品药品管理局（FDA）对于妊娠期药物进行分类，以帮助医生安全地给孕妇开处方。FDA 将妊娠期药物分为 5 类：A 类，研究证明对妊娠妇女和胎儿没有风险；B 类，对人类无明显危害性；C 类，未排除危险性；D 类，对人类有一定危险；X 类，妊娠期禁止使用。目前临床应用的妊娠期哮喘治疗药物都属于 B 和 C 类。孕妇哮喘应尽可能选择 B 类药物治疗，相对安全。C 类药物未排除危险性，妊娠期间可以应用，但应权衡利弊后在医生指导下使用。

（1）吸入激素：妊娠期吸入激素应首选布地奈德粉吸入剂（B 类：对人类无明显危害性，此类药物在妊娠期应用安全）。2008 年美国妇产科学会（ACOG）发布的妊娠期哮喘治疗指南推荐对于所有严重持续妊娠哮喘患者，都应当考虑吸入激素作为首选控制药物。具体用法：①轻度持续哮喘：应用低剂量吸入激素；②中度持续哮喘或低剂量吸入激素控制不佳者：应用中剂量吸入激素或低剂量吸入激素加沙美特罗（应在医生指导下使用）。③重度持续哮喘：应用高剂量吸入激素和沙美特罗，如果需要加用口服糖皮质激素（应在医生指导下使用）。妊娠期哮喘治疗首选布地奈德粉吸入剂，其他吸入激素都属妊娠 C 类药物，然而其他吸入激素在妊娠期并非不安全。全身用糖皮质激素（口服或静脉用药）属妊娠 C 类药物，已有研究证明，妊娠早期（前 3 个月）应用口服糖皮质激素会增加胎儿唇裂和腭裂的发生率。

（2）吸入短效 $\beta_2$ 受体激动剂：可使用沙丁胺醇气雾剂（C 类：未

排除危险性，此类药物妊娠期间可以应用，但应权衡利弊后在医生指导下使用），最好选择特布他林气雾剂（B类）。

（3）吸入色苷酸钠（B类）：此类药物在妊娠期应用是相对安全的。

（4）茶碱类药物（C类）：一般建议用茶碱缓释或控释剂，应在医生指导下使用。临床实践和研究证明当妊娠期应用推荐剂量(血清浓度5～12微克／毫升)时是安全的。

（5）抗胆碱能药物：异丙托溴胺（B类），此类药物在妊娠期应用是相对安全的，但应在医生指导下使用。

（6）白三烯调节剂（B类）：目前对于白三烯调节剂的人类妊娠研究很有限，应在医生指导下使用。

2005年美国哮喘教育和预防项目组织（NAEPP）制定了妊娠哮喘的治疗指南。该指南针对妊娠期哮喘患者应首先确定哮喘分级，即根据哮喘患者的症状、发作频率、肺功能等，将妊娠期哮喘患者临床分为四级：4级（重度持续）、3级（中度持续）、2级（轻度持续）、1级（间歇）。其次，根据患者哮喘的上述分级确定治疗方案：①4级首选高剂量吸入激素，联合吸入长效 $\beta_2$ 受体激动剂，如需要可加用口服激素；②3级首选低剂量吸入激素联合吸入长效 $\beta_2$ 受体激动剂或中等剂量吸入激素；或中等剂量吸入激素联合吸入长效 $\beta_2$ 受体激动剂；③2级首选低剂量吸入激素；④1级无需每日用药。除首选药物外，还有次选药物白三烯调节剂、色苷酸钠、茶碱缓释剂等。

妊娠期和哺乳期哮喘阶梯式管理和治疗见下表。

文献报道在妊娠期前3个月哮喘急性发作可能增加胎儿先天畸形的风险，此外，哮喘急性发作有可能导致孕妇及胎儿缺氧，因此，积极治疗孕妇哮喘急性发作极为重要。妊娠期哮喘期急性发作的治疗：①积极

## 妊娠期和哺乳期哮喘阶梯式管理和治疗表

引自苏楠. 妊娠期支气管哮喘药物治疗进展 [J]. 中华结核和呼吸杂志，2007 年.

| 临床分级 | 症状频率 | 肺功能（治疗前） | 阶梯治疗 |
|---|---|---|---|
| 4 级<br>（重度持续） | 日间症状连续，夜间哮喘频繁 | FEV1 占预计值 % ≤ 60%，PEF 变异率 >30% | 首选：高剂量吸入激素，联合吸入长效 β2 受体激动剂，如需要可加用口服激素 ［2mg/（kg·d），<60mg/d］<br>次选：高剂量吸入激素，加缓释茶碱（5~12 μg/ml） |
| 3 级<br>（中度持续） | 每日均有症状，夜间症状 >1 次 / 周 | FEV1 占预计值 % 在 60%~80%，PEF 变异率 >30% | 首选：低剂量吸入激素联合吸入长效 β2 受体激动剂或中等剂量吸入激素（如需要，尤其是出现急性哮喘加重时）；中等剂量吸入激素联合吸入长效 β2 受体激动剂<br>次选：低剂量吸入激素加用茶碱或白三烯受体拮抗剂；中等剂量吸入激素加茶碱或白三烯受体拮抗剂 |
| 2 级<br>（轻度持续） | 日间症状 >2d/ 周，但 <1 次 / 天；夜间症状 >2 次 / 月 | FEV1 占预计值 % ≥ 80%，PEF 变异率 20%~30% | 首选：低剂量吸入激素<br>次选：色苷酸钠、白三烯受体拮抗剂或缓解茶碱（5~12 μg/ml） |
| 1 级<br>（间歇） | 日间症状 ≤ 2 天 / 周；夜间症状 ≤ 2 次 / 月 | FEV1 占预计值 % ≥ 80%，PEF 变异率 <20% | 无需每日用药<br>平时肺功能正常，无症状的患者，严重急性哮喘发作时可给予全身激素治疗 |

吸氧，维持动脉血氧分压（$PaO_2$）≥ 70mmHg，或 $SaO_2$ ≥ 95%；②吸入短效 $β_2$ 受体激动剂或雾化吸入短效 $β_2$ 受体激动剂；③症状无改善者可口服或静脉给予甲泼尼龙（在医生指导下使用）；④必要时口服或静脉给予氨茶碱（在医生指导下使用）；⑤如果孕妇 $PaO_2$ < 70mmHg 需要住院治疗，危重哮喘必要时应气管插管及呼吸机治疗。因为使用口服或静脉激素及氨茶碱有一定的不良反应，且对胎儿有可能造成不良影响，但应根据每位孕妇的病情权衡利弊后在医生指导下使用，所以用药前医生与患者及家属充分沟通并获得知情同意很重要。

## 51. 积极治疗过敏性鼻炎可防止哮喘发生吗?

专家回复:一些患者过敏性鼻炎和哮喘常同时存在。过敏性鼻炎的患者哮喘的发生率为20% ~ 40%,而哮喘患者中过敏性鼻炎的发生率高达70% ~ 80%。43% ~ 64%的哮喘患者在哮喘发作前患有过敏性鼻炎,而鼻炎与哮喘同时发生者占21% ~ 25%。可见过敏性鼻炎与哮喘之间关系极为密切。研究发现过敏性鼻炎是哮喘的危险因素,治疗鼻炎常可以减轻哮喘的症状,降低哮喘的发病率。合并过敏性鼻炎的哮喘患者常由于过敏性鼻炎治疗效果不佳,而导致哮喘症状控制不佳。频繁发作的鼻炎,常提示哮喘即将发作。如能及时治疗过敏性鼻炎则可能预防哮喘发生。

## 52. 过敏性鼻炎与哮喘需要同时治疗吗?

专家回复:过敏性鼻炎和哮喘实际上就是同一气道的不同部位(上气道鼻炎、下气道哮喘)发生的过敏反应,也就是说,这两个疾病可以看成是同一疾病,两者的发病机制相同。哮喘患者在治疗时应注意是否有过敏性鼻炎存在,如果有过敏性鼻炎,应该在治疗哮喘的同时也要治疗鼻炎,应注意上、下气道共同治疗。

过敏性鼻炎是哮喘的危险因素,可以使哮喘的发作风险增加三倍,容易导致哮喘恶化,增加患者急诊的就诊次数。虽然过敏性鼻炎不是一种严重的疾病,但如果不能得到正确的治疗或治疗不恰当,患者有可能发展为哮喘。如果同时患有鼻炎和哮喘,不治疗鼻炎,哮喘发作也不容易控制。因此过敏性鼻炎与哮喘需要同时接受规范化治疗,避免诱发哮喘或加重哮喘发作。

在治疗原则上，过敏性鼻炎和哮喘也有相似之处，比如抗炎药糖皮质激素、白三烯受体拮抗剂和抗过敏药等对鼻炎和哮喘同样有效，只是吸入激素方法不同，鼻炎用激素喷鼻，而哮喘用激素吸入气管和支气管。

## 53. 胃不好会引起或加重哮喘吗? 应该怎么治疗?

专家回复：胃食管反流病是消化系统的一种常见病、多发病。由胃内容物反流到食管，引起与反流有关的症状，主要是反酸与胃灼热感，还可造成食管以外的症状，如胸痛、慢性咳嗽、咽喉部不适和哮喘等。胃食管反流病与哮喘症状，尤其是夜间哮喘症状增加的关系较为密切。研究发现有 45% ~ 60% 的哮喘患者有胃食管反流病症状。一些原因不明的慢性咳嗽、哮喘、慢性咽喉炎、夜间呼吸困难等按常规治疗无效，而针对胃食管反流病治疗后则症状减轻或消失。

胃食管反流病的治疗目前认为应进行综合治疗，包括生活方式调整、药物治疗、内镜治疗与外科治疗等方法。①调整生活方式：包括减肥，少食多餐，不喝或少喝咖啡，戒烟忌酒，少食甜食，防止过饱，睡前避免饱食，适当抬高床头睡觉等。所谓抬头高位，即采取上半身高，下半身低的位置，一般以倾斜 15° 左右为宜。②药物治疗：药物治疗是使用质子泵抑制剂（洛赛克等）及促胃肠动力剂（吗丁啉等）。③内镜与外科治疗：贲门缝合术或胃底折叠术。

目前治疗胃食管反流在哮喘控制中的作用仍有争议，有人主张先行24 小时食道 pH（酸碱度）监测并测定肺功能，诊断明确后，再同时对胃食管反流和哮喘进行药物治疗；也有人主张对哮喘控制不佳的患者，尤其这些患者是夜间哮喘发作频繁者或服用茶碱类药物加重夜间哮喘症状者，可先行抗胃食道反流的调整生活方式，效果欠佳者再可行 24 小时食道 pH 监测并测定肺功能，诊断明确后，再给予药物治疗。

## 54. 月经性哮喘如何治疗？

专家回复：月经性哮喘发作多与月经周期有关。治疗可根据病情的严重程度而定。月经性哮喘治疗原则在发作期按常规的哮喘治疗原则进行处理。①一般发作者：吸入激素和 $\beta_2$ 受体激动剂、白三烯受体拮抗剂、口服茶碱等。②频繁发作的患者：吸入激素和长效 $\beta_2$ 受体激动剂的联合制剂。③病情较严重者：可能需要使用全身糖皮质激素治疗、氧疗、氨茶碱等。④危重患者：上述药物治疗及机械通气治疗。在糖皮质激素治疗效果欠佳的部分患者中，肌注黄体酮治疗可能有效，但需在医生指导下应用。在月经性哮喘的缓解期，患者需加强体育锻炼，增强体质，消除经前、经期的紧张、恐惧心理，积极改善机体的应激能力。

## 55. 阿司匹林哮喘怎么治疗？

专家回复：阿司匹林哮喘防治的基本原则应当是避免使用阿司匹林及与之有交叉敏感的非甾体类药物。其治疗方法有：①吸入激素和长效 $\beta_2$ 受体激动剂的联合制剂。②白三烯受体拮抗剂。阿司匹林性哮喘患者，气道释放的白三烯有很强的收缩支气管平滑肌作用，从而引起哮喘发作。因此白三烯受体拮抗剂可以完全抑制口服阿司匹林引起的支气管收缩，如孟鲁司特纳等。③抗组胺药和肥大细胞稳定剂：色甘酸钠、酮替芬等药物。⑤阿司匹林哮喘急性发作时的治疗：全身糖皮质激素，临床上应注意，极少数报道称阿司匹林哮喘患者静脉注射氢化可的松后反而可产生支气管收缩反应，所以应选用甲泼尼龙等激素治疗。同时给予吸氧、$\beta_2$ 受体激动剂，危重患者应及早进行机械通气治疗。④对于无法避免使用阿司匹林的患者可在医生指导下进行阿司匹林脱敏治疗。

**56. 根治哮喘病的"秘方"、"偏方"可信吗?**

专家回复：由于哮喘无法完全根治，而许多患者抱着完全康复的愿望，抱着有病乱投医的想法，盲目相信这些所谓"秘方"、"偏方"、"包治"的神话。许多患者经过这些偏方治疗后确实可以有所好转，但实际上大部分应用的药物是一些不值钱的中药加上大剂量糖皮质激素及甘草、氨茶碱、扑尔敏、沙丁胺醇等，其中起主要作用的成分就是激素。初期由于激素的作用，其对控制哮喘的症状有一定的效果，但患者长期大量服用糖皮质激素后，可以引发许多较严重的不良反应，如肥胖、糖尿病、高血压，甚至股骨头坏死等。盲目相信偏方只能会延误疾病的治疗，偏方中的成分可能会严重损害患者的身体。所以所谓根治哮喘病的"秘方"、"偏方"不可信。

**57. 哮喘药物治疗的认识误区有哪些?**

专家回复：哮喘药物治疗的认识误区主要有以下几方面：

（1）不能坚持长期用药：一些患者只在哮喘发作时才临时用药治疗，并在缓解期间不用任何药物，导致许多患者最终发展为肺气肿和肺心病，直接影响预后，正确的方法是坚持长期吸入激素或吸入激素和长效 $\beta_2$ 受体激动剂的联合制剂治疗。哮喘与高血压、糖尿病一样，应该坚持长期用药，定期复查，根据病情调整治疗方案。

（2）不能正确使用糖皮质激素：由于不了解糖皮质激素的种类、剂型及给药途径，一些患者长期口服或静脉使用地塞米松。正确方法为：哮喘治疗首先选择吸入糖皮质激素或使用吸入激素和长效 $\beta_2$ 受体激动

301健康科普丛书——支气管哮喘

剂的联合制剂治疗。吸入激素比口服或静脉激素治疗的副作用要小许多，而且疗效好。

（3）只用短效 β₂ 受体激动剂沙丁胺醇气雾剂治疗哮喘：正确方法应该为每天使用吸入激素治疗。仅在有哮喘症状时使用沙丁胺醇气雾剂，没有喘息、气短症状时不要使用。

（4）滥用抗生素：有些患者长期咳嗽，误将"咳嗽变异性哮喘"当做支气管炎或肺炎治疗。由于长期应用抗生素治疗，不仅增加了患者的经济负担，部分患者还出现菌群失调，产生很强的细菌耐性，即延误病情又产生了药物的毒副作用。

## 58. 哮喘能够控制吗？可以治愈吗？

专家回复：现在得哮喘病的人越来越多，很多人也比较关心自己的病情，哮喘患者非常希望能够控制哮喘，更渴望能够"治愈"哮喘。然而，目前认为哮喘是受多种因素影响，与多基因遗传有关，而且病因还不完全清楚的慢性气道疾病。现在哮喘的治疗目标就是控制哮喘。目前认为哮喘是能够控制的，患者完全可以没有症状，像正常人一样工作与生活。但是目前成人哮喘还不能"治愈"或者根治的。

任何年龄均可以发生哮喘，但儿童哮喘比成人哮喘更容易控制一些。据国外材料统计，约 80% 患儿到青春期可完全缓解，而约 70% 的患儿在 10 岁以后便可停止发作。所以在儿童哮喘发病早期应该规范性开始治疗，消除气道炎症，减少哮喘发作次数，减少儿童哮喘发展为成人哮喘的可能。不过对于停止发作的儿童，虽然其临床已无症状，但有的仍有气道高反应性，如遇到冷空气或刺激性气体时易诱发，故只有长期临床症状完全消失、呼吸功能检查完全正常、长期无气道炎症、长期无气道高反应性才能称为"痊愈"。

随着对哮喘本质、治疗方案和具体用药方法等认识的不断深入，近年来哮喘临床治疗的效果已有显著提高。目前，可以通过许多措施，包括建立健康的生活方式、加强对哮喘患者的教育和监护，以及各种针对气道慢性炎症的新药在临床的应用推广等，我们已经能很好地预防和控制哮喘的发作，使哮喘能够得以控制。实践证明，只要坚持规范科学地防治哮喘，绝大部分哮喘患者可以摆脱哮喘的折磨，使哮喘症状达到临床完全控制，像正常人一样轻松呼吸，更好生活。

# 第四篇
## 哮喘的饮食

**1. 什么是食物过敏性哮喘?**

专家回复: 食物过敏性哮喘,也称为食物诱发哮喘,是指进食某种食物后数分钟、数小时或数日内,患者出现喘息、气短、肺部哮鸣音、皮肤瘙痒或风疹、喉头水肿、腹泻、腹痛等过敏反应。食物过敏性哮喘大都属于Ⅰ型变态反应,即当我们第一次吃某种过敏的食物、防腐剂或添加剂后,它们通过消化道进入我们的血液,刺激人体产生特异性IgE,使机体处于致敏状态,当再次吃同一种食物、防腐剂或添加剂后,就会发生抗原 – 抗体反应,体内的肥大细胞开始脱颗粒,释放很多炎症介质,导致支气管痉挛就会出现哮喘。

我国人群中,食物过敏性哮喘的患病率为 3% ~ 14%。20% 的成人哮喘患者有摄入某种食物后诱发哮喘或加重哮喘的病史,而对牛奶过敏的儿童的哮喘患病率则高达 26%。

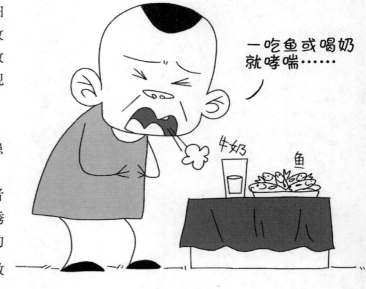

一吃鱼或喝奶就哮喘……

牛奶

鱼

我国食物过敏性哮喘患病率为3% ~ 14%

 **2. 哪些食物可能诱发过敏性哮喘?**

专家回复: 可引起过敏症状的食物繁多,经过特异性皮试、食物特异性IgE及食物激发试验等方法证实可以诱发哮喘的食物已多达数百种,

301健康科普丛书——支气管哮喘

其中常见的诱发哮喘的食物如下：①牛奶及奶制品；②鸡蛋及其蛋制品；③海产品及水产品（鱼肉颜色偏红的鲑鱼和鳟鱼、虾、螃蟹、贝类等）；④花生、芝麻、棉籽等油料作物；⑤豆类（黄豆、芸豆、扁豆等）；⑥粮食（小麦、谷类、荞麦、玉米等）；⑦水果（桃子、芒果、菠萝、草莓、樱桃、苹果、椰子、橘子等）和坚果类（生花生、核桃、开心果、腰果、榛子和松子等）；⑧某些肉类（猪肉、牛肉、羊肉、鸡肉等）及其肉制品；⑨某些蔬菜（蘑菇、茼蒿、辣椒、香椿、蕨菜、韭菜、大葱、大蒜、生姜等）；⑩酒类及饮料（啤酒、果酒、白酒、药酒、咖啡、巧克力等）；⑪食品添加剂及花粉制成的保健品（花粉胶囊等）；⑫某些可食昆虫（如蚕蛹、蚂蚱等）；⑬味精（谷氨酸钠）及亚硫酸盐等。

并不是每位哮喘患者都对上述食物过敏，可能对一种或数种食物过敏。患者除记饮食日记外，还应到医院做食物变应原（过敏原）皮试或抽血行食物变应原特异性 IgE 检查，以明确自己对哪些食物过敏，从而避免使用。

### 3. 食物添加剂对哮喘患者有影响吗?

专家回复：食品添加剂是指少量添加于食品中以改善食品的外观、风味、组织结构或贮存性质的非营养物质，包括防腐剂、着色剂、护色剂、漂白剂、食用香料以及乳化剂、增稠剂、抗氧化、香料等。有些哮喘患者对食物添加剂会过敏，应该加以重视。

一些食物成品和半成品的食物中添加了防腐剂和染色剂，尤其亚硝酸盐也会诱发哮喘，如罐头食品、腌制品、腊肠、果酱、生菜沙拉酱等。医学研究结果证明，喷洒在水果和蔬菜上的杀虫剂、杀霉剂、除草剂、催生长剂等也能够引起哮喘；乙烯喷洒剂是用来使香蕉加快成熟的催熟剂，石蜡则是用来使辣椒、黄瓜、苹果等表面有光泽，它们都会引起过敏反应；味素中含有谷氨酸钠，它是调味的佐料，可以使菜的味道变鲜美，但是，味素也可以引起过敏反应，这就是所谓的"中国餐馆综合征"，也叫"谷氨酸钠综合征"。

 **4. 过敏性哮喘患者饮食应注意什么？**

专家回复：过敏性哮喘患者的饮食宜清淡、温热、松软，避免冷食、冷饮、辛辣等刺激性食物，避免高脂肪、高糖、高盐食物，以及食品添加剂含量高的食物。应避免大量饮酒，对酒精过敏者则应戒酒。而哮喘患儿，应少吃含有人造奶油的蛋糕或冰淇淋等食物。国外研究结果表明，常吃西式快餐的孩子比不吃的孩子哮喘的发生率高出 3 倍，因此，哮喘患儿要少吃或不吃西式快餐（油炸薯条、汉堡包、油炸鸡腿等）。还有一点很重要，患者已明确对哪些食物过敏后，应尽量避免进食相应的食物或高度可疑的食物。对于牛奶过敏的孩子可以选用低敏奶粉，对鸡蛋过敏的患儿只要避免食用鸡蛋清就可以，鸡蛋黄是可以吃的。

患者哮喘发作时，应多饮水，进清淡流质饮食，以避免因缺水导致的痰液黏稠难以排出，形成痰栓而阻塞支气管，使气短和呼吸困难加重。还应少吃胀气或难消化的食物（如豆类、山芋等），以避免腹胀压迫胸腔而加重呼吸困难。

另外，食物性味不同，哮喘患者的选择也不同。如有黏痰的患者不宜食用猪肉、鱼肉或肥甘油腻之物，因其可助湿生痰，可多食萝卜、丝瓜、薏米、柑橘、银杏等化痰利湿之物；有内热或痰热的患者，不宜吃辣椒、花椒、芥末、茴香等辛辣刺激性食物，因其性温化热，可进食绿豆、油菜、苦瓜、柚子等清热食物。

## 5.哮喘患者对食物过敏怎么办?

专家回复:

（1）避免摄入过敏的食物非常重要。然而，并不是每位对海鲜过敏的患者就不能吃所有的海鲜，如对鲅鱼过敏的患者，可能对鲤鱼就不过敏，应该区别对待。对牛奶过敏的婴儿应该母乳喂养，以减少宝宝对牛奶过敏的机会。

（2）用替代品取代过敏性食物：食物过敏性哮喘患者的饮食方案应该既要避免食物中的变应原，又要使患者获得足够的营养成分。此外，为保证患者获得足够的营养成分，应选择一种营养相宜的食物替代品来代替饮食中剔除的过敏性食物，比如，对牛奶过敏的婴幼儿可喂养由氨基酸、小分子碳水化合物、必需维生素和矿物质等组成的替代饮食。还有一些人对食物的过敏可能是分阶段的，而不是一旦过敏了，终身都会对这种食物有反应，尤其儿童的免疫系统会随着身体长大变得健全，对食物的耐受会变好。

（3）食物脱敏治疗：食物脱敏是治疗食物诱发的哮喘方法之一。对某些无法避免的过敏食物可以试行脱敏治疗。从摄入微量过敏的食物开始并以克来计算，缓慢逐渐增加食物的摄入量，日积月累，部分患者对过敏食物会逐渐产生耐受性，从而得到脱敏。在进行食物脱敏治疗的过程中，应每隔2～3年进行一次食物特异性皮试以判断患者对过敏性食物是否已产生耐受性，一旦医生判断脱敏成功，患者就可以食用这些食物。但目前还没有足够的证据支持口服或肠道外的免疫耐受治疗对食物哮喘诱发的有效，并且此方法有一定的危险性，须谨慎使用。

### 6. 准妈妈多吃苹果，宝宝就不易患哮喘吗?

专家回复：荷兰等国的研究人员以近 2000 名孕妇为对象，追踪调查其孕期饮食摄入的情况，然后选取她们所生孩子中的 1253 人继续进行跟踪调查，以研究母亲孕期饮食习惯对儿童呼吸道发育的影响。调查发现，在怀孕期间多吃苹果的孕妇，其孩子患上哮喘的机会较少。研究人员分析说，产生这种效果的原因可能与苹果中的类黄酮等化学物质相关，此外，苹果可以补充维生素 A、E、D 和锌，这些也能降低孩子患哮喘的几率。但是孕妇如对苹果过敏是不能吃苹果的。

### 7. 准妈妈多吃坚果，宝宝少得过敏吗?

专家回复：丹麦医学专家分析了 6 万多例母亲以及她们的孩子分别在 1.5 岁和 7 岁时候的医疗记录，发现在怀孕期间吃花生或其他坚果的妈妈所生的宝宝，在孩子 1.5 岁和 7 岁时患哮喘的可能性低于不吃坚果的孕妇的孩子。宝宝少得过敏的原因可能与坚果中的不饱和脂肪酸、维生素 E 或抗氧化剂有关。儿童过敏专家也认为，如果准妈妈在怀孕期间继续按照以往的方式吃坚果而不是故

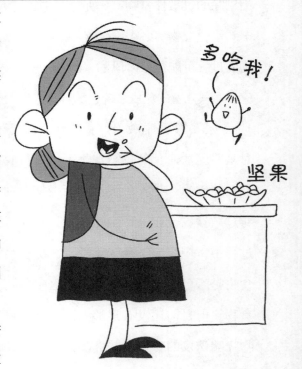

多吃我!

坚果

301健康科普丛书——支气管哮喘

意避免它们，也许会使孩子发生哮喘的风险减少。但是如果孕妇对花生或坚果过敏是不建议准妈妈吃花生或坚果的。

 **8. 哮喘应避免的饮食有哪些？**

专家回复：①要避免食用已明确能引起自身哮喘发作的过敏性食物。②忌食寒凉生冷的食物，如生冷瓜果、冷饮等。③忌食辣椒、辣酱、茴香、咖喱、芥末等辛辣食物。④忌饮用浓茶、浓咖啡、碳酸饮料、酒类等。⑤应避免可能引起过敏的食物，如鱼、虾、蟹、牡蛎等海鲜、富含异种蛋白的蛋类及乳类食物。⑥忌食放置过久的谷物、小麦等。⑦忌食不新鲜的水果和蔬菜。⑧忌食过甜和过咸的食物。⑨忌食或少食厚腻食物，如肥肉、油炸鸡腿等。以上忌食是相对的，如在哮喘缓解期也可少量饮食，除外对已知的过敏食物。

食物过敏在幼儿及儿童期常见，年龄越小越容易对食物过敏，然而，随着年龄的增长，中老年哮喘患者中一部分人逐渐对各种食物产生耐受，原来过敏的食物也可能不过敏了。但也有个别哮喘患者，原先对食物不过敏，年龄增加后反而容易过敏了。

 **9. 哮喘孕妇饮食应该注意哪些？**

专家回复：妇女妊娠期间，总体上饮食需清淡、营养丰富，尤其要注意多吃些富含维生素、矿物质与微量元素的食物，有益于胎儿的生长发育。

（1）每天要多吃一些新鲜水果和蔬菜：深色绿叶蔬菜能够提供正常细胞分裂、形成红细胞以及防止胎儿畸形所需要的叶酸和维生素 B。深绿色蔬菜和黄色蔬菜中富含维生素 A，对保护肝有好处，如花椰菜、菠菜、胡萝卜、南瓜和甘薯等。多吃含维生素 C 的蔬菜和水果，比如橙子、柠檬、凤梨和草莓，有利于骨骼、结缔组织和血管的生长，同时对胎儿神经系统的发育有着重要作用。胡萝卜、红薯和杏仁中所含的胡萝卜素有助于胎儿视力和各种组织的发育。因此，孕妇的早餐中可饮用橙汁。上午还可以吃一个苹果作为补充。午餐时，可以选吃一些深色绿叶蔬菜如菠菜，外加西红柿和柑橘。晚餐时，可用豆角和杏仁做一些菜。

（2）碳水化合物、优质蛋白及肉类等：大米、小米、粗粮、猪肉、牛肉、鸭肉、鲫鱼、大枣、蘑菇、豆制品等。钙不能少，不要忘了补充铁和锌。

（3）哮喘孕妇止咳食疗法：包括冰糖炖梨、川贝炖梨、蜂蜜白萝卜、糖煮金橘等。

（4）许多食物如鱼虾、芝麻、贝壳类、坚果类、奶制品甚至小麦制品等可作为过敏原引起哮喘发作。对此，在明确过敏原后，可以通过饮食调控来尽量避免进食相应的食物或高度可疑为过敏原的食物。

 **10. 老年哮喘饮食应该注意哪些?**

专家回复：老年哮喘饮食以清谈、少刺激、不宜过咸、过甜、过饱、忌食辛辣、生冷及酒等。

（1）多食用生物利用率高的优质蛋白质食物，如鸡蛋、牛奶、家禽、鱼等，补充蛋白质，增强抵抗力。宜多食植物性蛋白，如豆类及豆制品，其含有大量蛋白质及不饱和脂肪酸，可以降低胆固醇，防止血管硬化，并且增强维生素 A 的吸收。

（2）多食富含维生素 C 和维生素 A、β 胡萝卜素的食物：维生素 C 可以提高机体免疫力，富存于新鲜蔬菜水果中，如柑橘、橙、柚子、西红柿、菠菜、大白菜等。维生素 A 能有效维持上皮细胞组织的健康，起到防治哮喘的作用，在动物肝脏、蛋黄等食物中含量较高（但有高脂血症及冠心病的老年哮喘患者应少吃动物肝脏及蛋黄）。绿叶菜和深黄色蔬菜富含 β 胡萝卜素。

（3）碳水化合物及适量的脂肪：煮粥时可加入百合、山药、栗子、秋梨、南瓜、胡萝卜等。适量食用瘦肉、牛肉、鸡肉等。

（4）多吃祛痰、平喘、止咳、润肺的食物，如木耳、百合、丝瓜、萝卜、海带、梨、莲子、藕、竹笋、核桃、橙子等食物。

（5）忌食已明确可以诱发哮喘的过敏性食物。

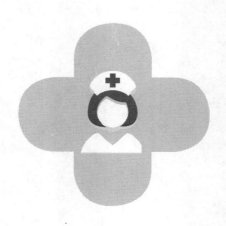

# 第五篇
# 哮喘日常保健

**1. 哮喘患者的衣食住行应注意什么?**

专家回复:哮喘患者发作时饱受折磨,其实日常生活中的保健有时比治疗更加重要,也更加有效,生活中的衣食住行方面可注意以下方面:

(1)衣

在衣料的选择上,鸭绒、动物毛皮、羊毛内衣、蚕丝、腈纶、涤纶等化学纤维衣料、染有深色燃料的衣服易引起过敏、荨麻疹及哮喘发作,故哮喘患者的内衣以纯棉织品为宜,且要求面料光滑、柔软平整,衣服和衣领不宜过紧。另外,哮喘患者的衣裤要经常放太阳下晒,以杀灭尘螨及致敏病菌。根据天气变化随时增添衣服,以防感冒诱发哮喘。

(2)食

①一般鲜海鱼、虾、蟹、牛奶、鸡蛋、豆类、麦类、花生、巧克力等均易引起过敏。当怀疑某种食物可能过敏时,应该去医院通过食物变应原皮试来确定过敏食物,明确是哪些食物过敏后,哮喘患者应记住要避免食用。过甜、过咸的食物、冷饮及含气饮料易诱发哮喘,所以应少吃或不吃。

②中医将哮喘分寒哮及热哮。寒哮,呼吸喘促,喉中哮鸣有声,痰少稀薄,形寒怕冷,舌苔白滑。热哮,气粗息涌,喉中哮鸣,呛咳阵作,痰色黄或黏浊,汗出面赤,舌质红,苔黄腻。中医辨证属寒性哮喘者,不宜多食性偏凉的食物,如生梨、菠菜等,而应进食性温食物如羊肉、牛肉、猪肉、洋葱、胡桃仁、南瓜等温平性食物。而热性哮喘则正好相反,可服食鸭肉、海带、萝卜、冬瓜、丝瓜等凉、平性食物。

③哮喘缓解期,可从肺、脾、肾三个脏器入手进行调养。若平时畏寒盗汗,常鼻塞流涕,容易感冒的患者,属肺气虚症,宜服食猪、牛、

301健康科普丛书——支气管哮喘

羊等的肺脏和猪皮、花生、梨、白萝卜、白木耳等，并可佐以百合、阿胶、麦冬等配成药膳服食，以补肺固卫，如食用百合银耳羹。平常咳嗽痰多、食少或因饮食过敏诱发哮喘者，属脾气虚症，宜服食鸡肉、牛肉、鲫鱼等，并可佐以桂圆、红枣、白术等配成药膳服食，以健脾化痰。平常腰酸肢软、畏寒神疲者，属肾气虚症。宜服食动物类肾脏、韭菜、山药等，并可佐以杜肿、冬虫夏草、海马、黑芝麻等配成药膳服食，以补肾纳气，如韭菜炒腰花等，对防止哮喘发作有一定作用。另外，患者还可根据自己的体质类型，适当选择些补品，这对提高机体免疫功能、增强呼吸道防御能力很有帮助。

④哮喘发作时饮食调养：一般以攻邪为主，根据体质分为虚寒症及虚热症。虚寒症应服食鸡肉、猪肉、洋葱等温平性食物并可佐以紫苏、半夏、杏仁等配成药膳服食，以温阳补虚，化痰降气。而虚热症可服食鸭肉、白萝卜、冬瓜、豆腐等凉平性食物并可佐以麦门冬、沙参、川贝母等配成药膳服食，以养阴清热，敛肺化痰。此外，应忌食已知过敏的食物，宜选用清淡易消化饮食，少量多餐，不可过饱。重症发作时宜选用流质或半流饮食，多饮水以利排除痰液，应少吃胀气及难以消化的食物，如豆类、马铃薯、地瓜、韭菜等，避免腹胀压迫胸腔而加重呼吸困难。婴幼儿应对异性蛋白加以警惕。老年人应该少吃产生痰液的食物，如鸡蛋、肥肉、花生等油腻不容易消化的食物。

（3）住

①居住在空气质量好、空气清新的地方对哮喘有利，而污染的空气容易诱发哮喘。②患者卧室既要保持一定温度和湿度，又要保持空气流通，空调滤尘网的灰尘会诱发哮喘。③对动物皮毛过敏者不建议在家中饲养动物。④新装修的房间不能立即进住，至少应开门窗通风半年以上

或更长时间，减少频繁更换新家具。⑤哮喘患者的衣被、床上用品也应不要使用蚕丝及羽绒制品。⑥要注意清扫死角尘埃，避免能引起过敏的螨虫孳生。枕头被褥勤日晒，尽量不用布制沙发，不使用地毯，不放置绒毛饰品。⑦不养鸟，不养花，防止对花鸟过敏所诱发的哮喘发作。⑧确保炒菜时及炒菜后开启抽油烟机，以防油烟和煤气的气味诱发哮喘。

（4）行

患者应注意运动和耐寒锻炼，可从夏季开始用冷水洗脸，若身体许可，中青年患者还可坚持用冷水擦身，持之以恒，可以增强机体御寒能力，减少感冒和哮喘发作。另外，秋高气爽，登高远眺、游览名山大川，也能愉悦心情，放松精神，对预防哮喘发作有积极作用。

## 2. 尘螨过敏性哮喘平常要注意哪些？如何清除螨虫？

专家回复：室内尘土中有一种肉眼看不见的小虫，叫"尘螨"。尘螨是引起过敏性哮喘的元凶，因为尘螨比较常见，想要有效避免接触有些不太容易。卧室是屋尘螨的主要孳生地，虽然目前还没有确定一种最有效地消灭尘螨的方法和避免尘螨的措施，但是已经发现了一些可以减少室内尘螨密度的方法：

（1）卧室、床垫、被褥的处理：螨虫经常存在于床单、被褥、地毯、布沙发及毛绒玩具上面等。卧室的尘土，尤其是床垫、床单、被褥、枕头中的尘土含螨最多，对其清理至关重要。其措施：卧室装修力求简单、房间最好不要铺地毯。床罩、床单、被套和枕套等至少每2周左右洗涤和烫洗1次并在阳光下曝晒。卧具所洗物品在55℃以上的热水中浸泡10分钟即可杀死尘螨，100℃的热水不仅可以杀死活螨，还可降低尘螨的抗原性。如经济条件允许，每2～5年可更换一次床罩、床单、被套和枕套。

建议新买的床垫用原装塑料包裹不要拆除以隔离螨虫。可购买防螨枕芯，也可以用除螨机（小型被褥吸尘器）去除床单、被褥、枕头上的螨虫。

（2）房间的清扫：对螨虫过敏者原则上不要自己动手打扫卫生，不要到尘土飞扬的房间或储物室。如自己清扫房间时则一定记住要戴上口罩。

（3）控制房间的湿度：减少房间湿度是控制尘螨孳生的主要方法。

（4）养成良好的个人卫生习惯，勤换洗内衣，不要共用毛巾和脸盆等用具。

（5）使用防螨布料对棉被、床垫、枕套等进行包裹。

（6）杀螨剂主要用于杀死地毯中的尘螨，也可清除房屋各个角落的螨虫生长繁殖。

（7）可用标准化尘螨疫苗对尘螨过敏的患者进行特异性免疫治疗。

 ### 3. 哮喘患者如何打扫房间?

专家回复:

（1）居室要常开门窗通风采光，保持室内空气流通、干燥。

（2）屋内摆设要尽量简化，以减少积尘，消除尘螨滋生之地。清扫居室时最好湿式清扫，用吸尘器和湿布打扫室内，以免尘土飞扬。对尘螨过敏的哮喘患者打扫房间时要戴口罩。

（3）定期清扫卧室和每天通风，移去卧室中所有易积尘的物品。定期对沙发、地垫、地板缝等用吸尘器进行吸尘处理。

（4）对客厅等处的地毯（最好不要铺地毯）、沙发应每周吸尘 1～2 次，地毯也可配合杀螨剂处理。已有两项研究证实，去除卧室和其他房间的地毯上的螨虫后，可以显著改善尘螨过敏性哮喘的症状，并可降低患者的气道高反应性。

（5）室内尽可能不放置花草，室内不要吸烟，不要养猫、狗、鸟等动物，这些均可能诱发哮喘发作。蟑螂是哮喘重要的过敏原，要注意杀灭屋内的蟑螂。

### 4. 春秋季节预防哮喘的常见方法?

专家回复：虽然春秋季是哮喘的多发季节，但只要做到合理的预防及正确的治疗，哮喘还是能够得到很好的控制，方法如下：

（1）大部分植物的花粉期在春季或秋季，由于鲜花盛开及树木茂盛，许多花粉散落漂浮，哮喘患者接触到花粉后，轻者会出现眼痒、鼻塞、打喷嚏、流涕，重者可诱发哮喘发作、过敏性鼻炎，出现荨麻疹、喉头水肿等严重过敏症状。所以春秋季节，尽量不要去花草树木茂盛的地方，如花园及植物园。由于春季午间及午后空气中的花粉含量较高，因而这一时间段应减少外出。需要外出时注意戴口罩以防吸入花粉。在野外旅游时如皮肤发痒、咳嗽、气短、胸闷时应迅速离开所在地，如有喘息并可使用沙丁胺醇气雾剂、吸入激素，轻者可口服氯雷他定片或扑尔敏等抗过敏药物，重者要到医院就诊。

（2）春秋季节气温骤变对人体是一种刺激因素可诱发哮喘发作。进入秋凉季节，应随时增添衣服。气温变化影响神经、内分泌及免疫功能，儿童对外界气温突变的适应能力较差，更容易患感冒而诱发哮喘。所以要注意保温，不要突然接触冷空气。遇风沙、扬尘及 PM2.5 浓度较高的天气要减少外出。

（3）春秋季的气温、湿度最适合螨虫、真菌的生长繁殖，春秋季空气中螨虫、真菌的密度较高容易诱发或加重哮喘。所以室内要保持温暖、干燥，注意通风透光，被褥要勤洗、勤晒，减少尘螨及霉菌滋生。

（4）秋天食蟹本来也是好处多多，但是，蟹也是引起过敏的一个重要因素。对螃蟹等海鲜过敏者应避免食用。

（5）适量加强身体锻炼，提高抗病能力，选择适合自己的运动，如打太极拳，散步等。避免情绪激动，保持良好的心态。

（6）对病情较为严重的患者可在哮喘发病季节之前使用色甘酸钠、吸入激素以预防哮喘发作。

## 5. 冬季如何预防哮喘?

专家回复：

（1）切忌受寒、受凉：冬季气温骤降，寒潮到来，寒冷空气刺激会诱发哮喘，同时受凉会引起感冒或上呼吸道感染，也会诱发哮喘。当天寒冷或气温多变时，一些患者应尽量减少外出。如确需外出时要增添衣服，要系围巾、戴帽子、戴口罩（避免吸入冷空气）、穿高领衣服（保护气管）。哮喘多在夜间发作，所以卧室既要保持新鲜空气流通，也要注意温度和湿度。

（2）切忌剧烈地运动：缓解期患者在冬季可适当地散步、慢跑、做操或打太极拳，但不要做竞争激烈的比赛运动。哮喘急性发作期则不宜做运动。应从夏季开始逐渐练习用冷水洗脸洗手，揉搓鼻部，进行耐寒锻炼，以增加身体耐寒冷的适应能力，可能会减少哮喘的发作次数。耐寒锻炼要量力而行、循序渐进、持之以恒。

（3）冬天室内要经常通风：室内密封会使空气污浊，漂浮着大量细菌和浮尘，如果细菌和浮尘随着呼吸进入气道会诱发哮喘。烹饪时也要注意开门开窗通风以减轻油烟对呼吸道的刺激。

（4）生活作息规律：冬季要早睡早起，午休片刻，也要科学饮食。哮喘患者切忌进食大鱼大肉，也不要进食辛辣等刺激性食物。应以清淡易消化为宜，少盐，多饮温开水以稀释痰液。适当地多吃些维生素、钙、铁等营养品。冬天日晒少，易产生抑郁情绪，所以应保持乐观心态，正确对待疾病。

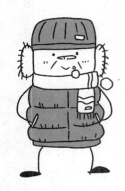

切忌受寒受凉

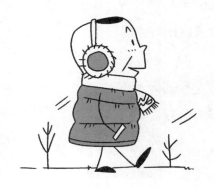

适当地散步
切忌剧烈运动

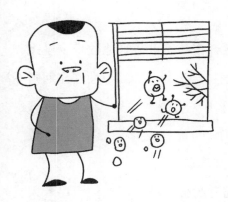

冬天室内要
经常通风

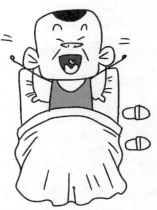

生活作息规律

## 6. 哮喘患者家居装修应注意什么?

专家回复:很多哮喘患者是过敏性体质,对油漆、橡胶水、二甲苯、汽油等挥发性物质过敏可诱发哮喘;而另一些人原来没有哮喘,但在搬进新装修的房间后,出现胸闷、气短、喘息等症状,患上"装修性哮喘"。由于"装修性哮喘"患者以往大多没有哮喘的病史,对哮喘了解很少,所以发病后多误以为自己得的是感冒或支气管炎。对于哮喘患者家居装修应注意以下事项:

(1)装修后的房间含有大量有害气体,所以新房要每天定时开窗通风,保持室内空气新鲜,有条件的每天早、中、晚三次各通风20分钟为宜,装修后要保证新房通风6个月以上再入住。

(2)装修新房、购买家具应首选绿色环保的材料及水溶性漆,以减少有害物质的存留。

(3)室内装饰要简单环保。室内不要放置地毯和壁毯,不宜用布面沙发,不宜用厚绒窗帘,宜选用可以洗涤的轻质窗帘,不宜用藤制品,不要放置能散发花粉的菊科植物等。不要放过多的家具。尽量不要悬挂毛绒玩具。不宜摆放过多的装饰品,以免沉积灰尘。打扫房间多用吸尘器(可更换集尘袋),必要时可使用空气净化器或空气清洁器。

(4)入住新房前要注意室内环境的检测与治理。可请专业人士对室内甲醛、甲苯等有害物质进行检测,达标后再搬入新居。

(5)一旦有胸闷、喘息等哮喘发作症状应尽早就医,并开始规范治疗。

### 7. 如何清除家庭装修后产生的甲醛?

专家回复:

(1) 保持开窗、开门通风状态。最关键也是最重要的方法之一。

(2) 植物消除法:吊兰、芦荟、虎尾兰能大量吸收室内甲醛等污染物质,消除并防止室内空气污染,起到净化室内空气的作用。大多数植物白天进行光合作用,吸收二氧化碳,释放氧气。

(3) 活性炭吸附法: 活性炭对甲醛、甲苯、二甲苯、乙醇、乙醚、煤油、汽油、苯乙烯、氯乙烯等物质都有一定吸附功能。放入活性炭后,家具和房门一定要关严,释放出来的甲醛等有害气体就会被活性炭吸附。活性炭吸附到一定程度后需要及时进行更换。

(4) 空气净化器处理法:目前市场上的空气净化器分为负离子型、臭氧型等。如负离子型就是通过产生负离子,分解空气中的异味和附着的烟尘,从而达到净化室内空气的目的。但是空气净化器一般只在封闭的空间使用才有效。也可用去除甲醛净化机。

### 8. 如何避免 PM2.5 而诱发的哮喘?

专家回复:PM2.5 是指大气中直径小于或等于 2.5 微米的颗粒物,也称为可入肺颗粒物。如果长期处于雾霾天气中,PM2.5 可诱发哮喘并加重哮喘,我们要重视 PM2.5 的防护工作。

(1) 尽量减少外出:在空气质量指数差的雾霾天气尽量避免户外活动,减少外出。外出时一定要戴口罩。戴口罩可以防止一些灰尘进入鼻腔及气道,能起到一定的保护作用。回家后应该及时洗脸、漱口,清除掉面部、口腔、鼻腔内的有害颗粒。多漱口也可避免口腔干燥。有晨练习惯的人应在雾霾天气停止锻炼，一般早晨 6 点到上午 10 点是空气污染较为严重的时间段。雾霾天气不建议戴隐形眼镜，因为灰尘进入眼睛，很容易引发眼部疾病。

（2）预防室内污染：在雾霾天气要注关闭或少开门、窗，减少 PM2.5 进入室内。最好在中午或下午这样一天中温度较高的时候，开窗通风 15 分钟左右，保持室内空气更新。在天气好转时加强室内通风。室内可以使用空气净化器。在室内不吸烟，远离二手烟。

（3）雾霾天饮食的调整：多饮水不仅能补充水分，还可以稀释痰液，有利于黏稠痰液的排出。尽量清淡饮食，可以多吃滋阴润肺的梨、百合、枇杷等。多吃萝卜、木耳、鲜藕、香菇、香蕉等水果蔬菜。保持大便通畅。另外，不吃过甜、过咸的食物，少吃辛辣刺激性食物。

（4）生活规律：规律作息时间，避免熬夜、避免过度劳累。保持稳定良好的情绪。

（5）哮喘患者应规范使用哮喘药物并定期到呼吸科门诊随访。一旦在雾霾天气出现打喷嚏、鼻痒、流眼泪、眼痒等哮喘发作前兆，或出现胸闷、喘息等哮喘症状，要迅速脱离雾霾环境，立即吸入沙丁胺醇气雾剂缓解症状，并到医院看医生。

 **9. 哮喘患者适合做哪些运动？**

专家回复：得了哮喘后还能运动吗？这是很多人想要了解的问题。运动性哮喘主要是由于剧烈运动导致的，所以很多人在确诊患有哮喘后就不敢运动，怕哮喘会复发，这样是不对的。最近研究发现运动不但有利于儿童的生长发育和心理健康，而且有利于哮喘症状的控制，减少急性发作，减少用药以及提高患者的生活质量。在国外运动处方已经被推荐成为儿童哮喘管理的重要组成部分。美国运动医学院为哮喘患儿推荐的运动处方是：选择有氧运动形式，步行或利用大肌群参加的任何一种有氧运动形式都可以用于哮喘患儿的治疗。理想的运动频率是每周 3～5 天，强度是达到 50％最大氧摄入量为限制强度。理想的运动持续时间是每次 20～30 分钟。鉴于开始训练时，一些患儿不能坚持持续运动 20 分钟，美国胸科协会的运动处方建议可设置 2～3 分钟的休息间隔。

得了哮喘后，患者可以在哮喘缓解期（即哮喘症状没有发作的时候）进行一些适当的体育运动，不仅可以增强体质，还可以减少哮喘的发作。那么，哮喘患者适合做以下运动：

（1）散步：长期坚持散步可以改善呼吸功能、增加肺活量，改善有氧代谢能力。应在户外空气新鲜的地方散步，最好采用慢速的摆臂散步，可以锻炼胸廓和肩背部的肌肉，提高肺活量，改善肺通气和换气功能，也可以改善情绪，保持心理健康。散步的步行速度每分钟 60 步左右，每次 20～30 分钟，每周 3～5 天。注意应避免过度劳累，视每个人的体力情况而定，体力较好时可采用中速散步，步行速度每分钟约 80 步左右。散步要循序渐进，量力而为，强度适当，每次活动自觉微微出汗为宜。

（2）慢跑或慢跑与散步相结合：体力较好时中青年哮喘患者可以做慢跑运动。慢跑就是要强调"慢"，其标准在慢跑时可以与别人说话聊天。在开始慢跑前一定要做好准备工作，在慢跑结束前要逐渐减慢速度，不可突然停止。体力较差的中青年患者可以采用慢跑与散步相结合的方法。

老年哮喘患者、肺功能差的患者以及运动性哮喘患者不建议慢跑。另外，一般运动诱发哮喘大部分在剧烈运动 5 分钟后出现症状，运动停止后 5 ～ 10 分钟症状达到高峰，部分患者在 30 ～ 60 分钟内可自行缓解。所以要注意观察在慢跑过程中有无胸闷、喘息、咳嗽、呼吸困难等症状出现，如有，应停止运动，立即吸入沙丁胺醇气雾剂等，病情重者要去医院。容易诱发运动性哮喘的运动项目有：竞走、跑步（尤其长跑）、篮球、足球、登山、跳伞、花样滑冰等。

（3）游泳：研究发现游泳与其他运动方式相比，其温暖湿润的环境更不容易诱发哮喘。由于水的密度比空气大数百倍，因此在水中运动时胸腔受到的压力很大，特别是吸气时要克服水的压力才能进行，这无异是呼吸肌的"负重练习"，因此经常游泳不仅可增加胸廓的活动度，使呼吸肌变得强而有力，还可以增加肺活量及增强体质，是十分适合哮喘患者的运动。另外，在水中的环境比较湿润，游泳时呼吸规律，运动节奏适中，均有助于改善呼吸功能，促进精神放松。经常进行游泳活动，还能提高人体的体温调节功能，改善对温度、气候的适应性，减少感冒和呼吸道感染的发生。游泳通过耐力运动可逐步提高机体对运动的耐受阈，提高机体活动能力。有报道游泳是最不容易诱发哮喘的运动，特别是温水游泳对哮喘患者非常适宜。

游泳处方：一般推荐哮喘患者游泳分三个等级水平进行锻炼。第一阶段：患者每次游泳时间以 15 分钟为宜，每周 3 次，共 2 周，如无哮喘症状可进入下阶段；第二阶段：每次游泳时间在 30 分钟，每周 3 次，共 3 个月，如无哮喘发作可进入下阶段；第三阶段：每次游泳时间在 60 分钟，每周 3 次。只有坚持康复训练才能达到长期的治疗作用。

应注意在游泳前要先做好充分的准备活动。在游泳过程中大部分不会引起哮喘发作，但个别患者或老年患者在入水游泳前没有做好准备工作、生理上和心理上准备不足不能适应水中环境、游泳时间过长、泳池的水中含氯，一旦呛水，对哮喘患者十分不利。也容易出现一些危险情况，比如游泳后出现抽筋、头痛、头晕、腹痛、腹部不适、恶心呕吐、胸闷等。不建议空腹或吃饭后立即游泳，应该在饭后2小时之后再游泳。儿童和老人哮喘患者应在家人陪同下游泳以免发生意外。

（4）太极拳：经常练习太极拳可使人体的两臂、手腕、肩部、胸廓、腹部等全身肌肉放松，使患者的呼吸、意念与运动三者和谐统一，动作和缓而又连绵不断，可以调节呼吸，对提高哮喘患者的胸廓的活动度、改善肺部呼气和换气功能均有很好的作用。另外，太极拳有轻松、自然、舒展、柔和的特点，会使人感到轻松愉快，从而使哮喘患者情绪稳定，有助于减轻或避免哮喘发作。

（5）瑜伽：瑜伽中有许多动作是练习呼吸，促进胸部和腹部肌肉扩张，增加肺活量，缓解哮喘症状。瑜伽可练习放松和冥想练习，可使患者精神放松，减轻压力。但儿童及老年哮喘患者不宜进行难度较大的瑜伽动作。

## 10. 哮喘运动时有哪些注意事项?

专家回复：

（1）选择适合哮喘的运动种类。

（2）在运动前，要注意做好充分的热身运动。为减少哮喘患者运动时诱发支气管痉挛，运动前应先做准备活动10分钟，在运动后还应再做10分钟的轻微活动，如散步、伸张一下关节肌肉，不要骤然停止运动。

（3）运动前及运动时检测呼吸峰流速值（PEF）：在哮喘患者开始进行康复训练运动之前了解自己的肺功能很重要。开始运动时可用PEF进行监测，当PEF>80%个人最好值或预计值，运动是安全的；当

PEF 降到 50%～80% 个人最好值或预计值时，应指导患者吸入或服用速效的 β2 受体激动剂，服药后有良好药效时，可进行运动尝试；一旦 PEF<50% 个人最好值或预计值时，应该禁止运动，应服用药物或去急诊。

（4）室外运动时尽可能选择在温暖，潮湿的环境下运动，因为在寒冷干燥的地方运动可导致气道内干燥和冷却容易诱发哮喘发作。对有过敏性疾病患者应避免在花粉季节进行室外运动。雾霾天气和刮大风的天气避免外出运动。在冬天时候，室外运动时要戴围巾与口罩取暖，养成用鼻子呼吸的习惯。天气寒冷时最好采用室内运动。夏季应尽量避免在阳光暴晒下运动。

（5）在运动前喝些温开水，运动完之后，让机体慢慢地降温，而不是快速。一般运动时间多建议饭后 1 小时。

（6）哮喘最佳运动强度：根据自己的症状决定，要把握好运动的强度，每个人都有适合自己的一个度和量。

（7）当你感冒的时候，要注意休息和限制运动。

（8）对于有运动性哮喘的患者在运动前可以预防性吸入色甘酸钠或 β2 受体激动剂沙丁胺醇气雾剂，在吸入上述药物 5~10 分钟后再进行运动，通常可以避免大多数运动性哮喘的发作。

（9）如果在运动过程中出现了胸闷、气短等气道痉挛症状，应立即停止运动，并至少吸入 β₂ 受体激动剂 2 喷，如果 15~20 分钟仍不缓解，应立即去医院进行治疗。

### 11. 哮喘如何自我调节情绪?

专家回复：

（1）要学会自我放松法：要克服因疾病产生的自卑感和依赖感，

心平气和地面对自己的哮喘病。如果家属能在患者焦虑时能给予关心、理解和支持，可能会使患者的心情更加轻松。要多参加有利于身心的活动，如散步、郊游、游泳、垂钓、听音乐会、练书法等。

（2）培养幽默感：幽默有减少不良情绪的作用。学会在生活中寻找乐趣。善于观察生活中有趣的事。说话时适当地采用幽默语言，对活跃气氛、融洽关系都非常有益。经常看相声、小品以及阅读幽默的文章都会有助于培养幽默感。

（3）避免情绪激动：保持乐观稳定的情绪，要学会热爱生活，热爱家人，热爱朋友，热爱自己的工作。要善待别人，心胸大度。以谅解、宽容、信任、友爱的积极态度与人相处，会得到更多的快乐。

（4）合理宣泄不良情绪：适当的不良情绪的疏泄，可以把不愉快的情绪释放出来。遇到不顺心的事，别闷在心里，要善于把心中的烦恼或困惑及时讲出来，使消极情绪得以释放，从而使不良情绪得到松弛缓和。

（5）积极参与社会活动：对各种事物保持兴趣。广泛与亲朋好友沟通交流，积极参加一些自己喜欢和擅长的活动，自得其乐。多用微笑传递出良好的情绪，对战胜疾病大有好处。

（6）树立战胜疾病的信心：要正确对待疾病。要树立控制哮喘的信心。通过治疗可以减轻症状，改善肺功能。如果哮喘得到良好控制，完全可以过像正常人一样的幸福生活。